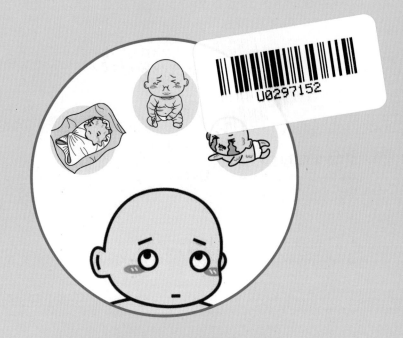

图解新生儿
婴幼儿皮肤护理

翟瑞洁　著

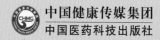

中国健康传媒集团
中国医药科技出版社

内 容 提 要

新生儿的皮肤是红润娇嫩的，如何才能呵护好宝宝的稚嫩皮肤，避免皮肤损伤，减少湿疹等皮肤问题的发生，让宝宝健康成长，是新手爸妈必备的育儿常识。本书以漫画图解的形式，为各位宝爸宝妈全面介绍了新生儿、婴幼儿皮肤护理中常见的问题及婴幼儿常见皮肤疾病的护理和预防，看图学习，一看就懂。

图书在版编目（CIP）数据

图解新生儿 婴幼儿皮肤护理 / 翟瑞洁著. — 北京：中国医药科技出版社，2020.4

ISBN 978-7-5214-1571-1

Ⅰ. ①图… Ⅱ. ①翟… Ⅲ. ①小儿疾病－皮肤病－图解 Ⅳ. ① R751-64

中国版本图书馆 CIP 数据核字（2020）第 024271 号

美术编辑 陈君杞
版式设计 锋尚设计

出版 **中国健康传媒集团** | **中国医药科技出版社**
地址 北京市海淀区文慧园北路甲 22 号
邮编 100082
电话 发行：010-62227427 邮购：010-62236938
网址 www.cmstp.com
规格 880×1230mm $^1/_{32}$
印张 6
字数 160 千字
版次 2020 年 4 月第 1 版
印次 2020 年 4 月第 1 次印刷
印刷 三河市万龙印装有限公司
经销 全国各地新华书店
书号 ISBN 978-7-5214-1571-1
定价 45.00 元

获取新书信息、投稿、为图书纠错，请扫码联系我们。

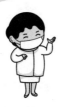 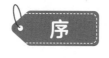 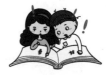

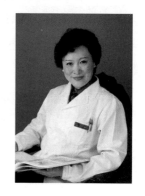

医学是挽救生命的科学，和每一个个体都息息相关。人们对自己身体了解多一点，对疾病知识的认知多一点，对生病的恐惧就会少一些，疾病的治疗和护理就容易一些。然而，医疗服务的专业性，决定了很多医学词汇对大众来说是晦涩难懂的，这也成为医生与患者之间沟通交流的障碍。打破乃至消除这种障碍，一直是广大医务工作者孜孜以求的目标和努力的方向。

皮肤是人体最大的器官，皮肤疾病是最常见的疾病，而皮肤护理是治疗皮肤疾病过程中最关键的环节。多数情况下，对于皮肤病的治疗，科学有效的皮肤护理可以起到事半功倍的效果。所以，我们皮肤科医生在诊疗中，除了教会患者如何用药之外，还会不厌其烦地提示患者平时应该如何护理皮肤。但由于认识上的误区以及缺乏必要的指导材料，大多数患者尚无法掌握皮肤护理的知识。我们深感医生和大众之间的沟通需要更多的手段、渠道和平台，医学科普，任重道远。现在，我很高兴看到有更多年轻医生愿意加入到医学科普的行列中。他们用心去聆听患者的感受和需求，用业余时间撰写科普文章，让更多人了解和学习必要的医学知识。

我的学生翟瑞洁就是众多医学科普作者中非常优秀的一位，她不仅自己努力钻研医学知识，还探索着把患者们最关心的一些问题以卡通形象、直观易懂的方式呈现出来。《图解新生儿 婴幼儿皮肤护理》一书针对新生儿、婴幼儿常见的皮肤问题，用图说的方式为广大新手爸妈清晰地讲述了"发现问题→解决问题"的流程，并给出了护理方面的建议。即使是没有医学知识背景的读者，也可以轻松浏览、边看边做，再也不用担心记不全、记不住了。

希望翟瑞洁始终保持一颗童心、爱心，继续创作更多更好的科普作品。祝愿广大读者通过本书了解掌握更多的皮肤护理知识，愿每一个新生儿、婴幼儿健康快乐成长！

国家儿童医学中心　　皮肤科主任
首都医科大学附属北京儿童医院

2020年2月

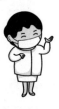
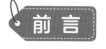
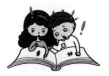

皮肤问题是每个人都会遇到的问题。如果说，在我们的一生中，总有遇到皮肤问题的时候，那么在婴幼儿时期，这些问题就似乎显得格外多。对我们自己来说，发生在婴幼儿时期的问题，我们自己根本不可能知道，就更别说"从中获得经验"了。当我们有朝一日成为父母，面对自己宝宝的时候，却发现他们这些"小小的"皮肤问题会让我们特别苦恼。

作为一个皮肤科医生的我，在初为人母的时候，也曾有过这些"苦恼"。为了解决这些"苦恼"，我把工作的重点都摆到了"孩子"身上。在好好学习了儿童皮肤病学之后，我才发现，原来小宝宝和成年人之间的差别是那么巨大。研究宝宝们的皮肤问题真的是太有趣了。而一些小的问题，无论是医生，还是孩子的家人们都可以轻松解决。这种成就感会让我们都充满信心。

小宝宝的一些皮肤问题，并不需要都跑到医院去问医生。有时，我们需要的仅仅是做好护理工作。学习和操作这些简单的护理步骤，对每个人来说都不难。一旦我们掌握了恰当的护理方法，小宝宝的皮肤问题就迎刃而解了。作为一个"专门给孩子看皮肤病"的皮肤科医生，我想，我应该把这些护理的小经验分享给大家。

如果您是个新手爸爸或者新手妈妈，那这本书对您来说是再合适不过的了。如果您家里有还没有上幼儿园的小宝宝，读一读这本书，也能避免走一些宝宝皮肤护理的"歪路"。这本书中为您介绍的都是小婴儿们最常遇到的"皮肤问题"。这里没有太多专业词汇，也没有太多不易理解的晦涩原理，为了大家"一看就懂，懂了就会操作，一操作就成功"，我们用生动的图画代替了复杂的文字描写。希望您能喜欢这本书的内容，更希望通过这本书让您选对"合适的护理方法"。让孩子健康又快乐，让家长安心又从容，是我写这本书的初衷。

最后，感谢为了把这本书呈现给您而做出努力的所有人。特别感谢信任我的患者们，因为有你们的信任，我才能学习到更多，才能在这里跟大家一起分享这些知识。感谢王小溪和李青青夫妇的热心引荐，让我获得人生第一本书的出版。感谢中国医药科技出版社的白极老师对我的肯定，感谢编辑许明双老师出色的工作。感谢我的好朋友欧阳丹推荐的画师。感谢画师武晓萌的辛勤工作。感谢我的好朋友董明珠和她的母乳喂养大本营，如果没有她的支持和鼓励，我恐怕不会自己来创作"科普"文章，更别说出一本书了。感谢翟禹和他的一本册子，让我的小书雏形能早早和大家见面，并被大家传播。感谢"宝宝睡眠加油站"的各位妈妈们，是你们的信任和帮助让我在工作上和写作上不断进步。

还要感谢我的老师，北京儿童医院皮肤科马琳教授对我的各种指导与帮助。马老师是用精湛的医术和无限爱心为孩子治病的医生，她是我一生的榜样。我会保持着做科普的初心，继续把医学知识传播给更多需要帮助的朋友们。

翟瑞洁

2019年11月

目录

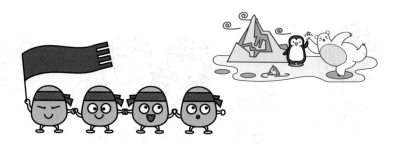

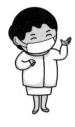
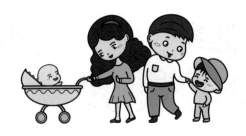
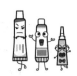

谁给宝宝的手臂上留下了人生第一个疤

每到夏天露出手臂的时候，我总是会不经意地在镜子里看到自己手臂上的瘢痕，对这一丝丝不完美，我简直有些"怀恨在心"。

　　幸好，这个瘢痕，不只是我有。我国从1950年开始推行计划免疫政策之后，大批新生儿都获得了这样的小瘢痕。所以，这是一个意义重大的小瘢痕。它虽然没有让我们变成哈利波特，但是，让我们有更大的概率活过婴幼儿时期，长大成人。下面，就来讲讲这个小瘢痕的故事。

小瘢痕从何而来

　　新生儿在出生后24小时之内都会接种卡介苗。卡介苗的注射，就是产生这个瘢痕的原因。我们会发现，这些瘢痕的位置都差不多。因为卡介苗的注射部位，是在我们上臂三角肌的下缘。卡介苗被注射到皮内，随后经过一系列的反应，变成手臂上的一粒小瘢痕。

卡介苗是由法国医学家卡美特（A. Calmette）和兽医学家介云（C. Guerin）发明的，所以名字叫卡介苗，是一种防治结核病的疫苗。它是一种减毒活疫苗（用攻击力弱的病原体制作的），而不是灭活疫苗（长得像病原体，却不能致病的"病原体"制作的）。所以，在注射后会产生一些反应，这是正常现象。最终的结果是，被注射的人在注射部位留下了一个小瘢痕，并获得了对结核菌的免疫。

这种免疫保护会随着时间的推移逐渐减弱，在成年之后可能就完全不被保护了。我国是结核病的高发国家，对于婴幼儿来说，注射卡介苗，加强保护，是非常必要的。

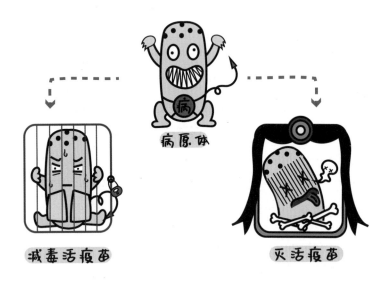

病原体

减毒活疫苗   灭活疫苗

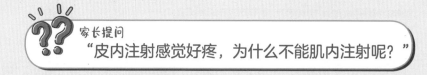

皮内注射，大家都知道，就是跟咱们做皮试一样，一针下去，皮肤鼓起一个小包。

卡介苗必须皮内注射。不是皮下注射，也不是肌内注射。因为，它是减毒活疫苗呀！它是要反应的，会在皮肤上出现硬结、小脓疱、破溃结痂，最终产生瘢痕。随着这些反应，它的分泌物从体表排出，就不会对人体造成损害了。

如果把它深埋在皮下甚至肌肉中，这些分泌物无法向外破溃愈合，就会大量繁殖，侵蚀周围组织，形成渗出、变质、增生，导致全身的反应出现。这种反应，就是不正常的反应了。

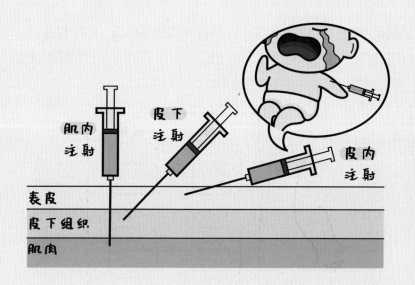

新手爸妈如何护理宝宝的小手臂

宝宝出生后就被注射了卡介苗。但是卡介苗的反应，要在2～3周后才开始出现。

这时，光溜溜的小手臂上会出现一个小红疙瘩。逐渐变成一个凸起的硬结，直径有1cm左右。然后，这个硬结中间就会出现小脓疱。

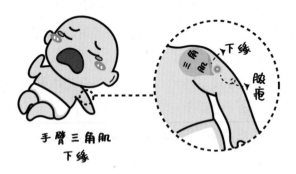

手臂三角肌
下缘

正常情况下，这个小脓疱会长大，然后破溃，形成一个小小的溃疡。需要10周左右时间，小溃疡表面逐渐结痂。痂皮脱落后，就形成了一个小瘢痕。所以，大概过了"百天"，宝宝的手臂就变得正常了，除了增加了一个瘢痕之外没有任何变化。

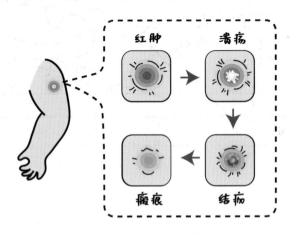

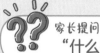
千万别。

我们前面说了，疫苗注射到皮内，产生反应之后的分泌物要通过脓疱、破溃的过程才能排出体外。这是一个正常的过程，不要去干涉。

无论是手臂起初出现的小红包，还是之后出现脓疱、溃疡、结痂，都请"视而不见"吧。

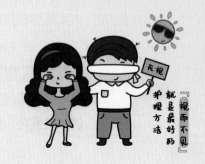

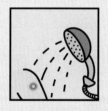

不要过度清洗注射卡介苗的部位

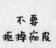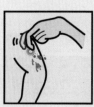

不要抠掉痂皮

五不要

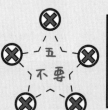

不要挤破脓疱

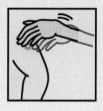

不要频繁用手触摸注射卡介苗的部位

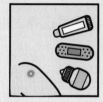

不要在脓疱外涂抹任何药水、药膏

注射完卡介苗可能出现的不正常反应

说到疫苗，大家就想到注射疫苗的异常反应。卡介苗的注射也同样存在一些有可能出现的问题。

比如，疫苗注射后出现淋巴结炎，还有一些严重的，比如卡介苗骨髓炎，甚至可以致死的全身播散性卡介苗感染。当然，还有一些过敏性皮炎、过敏性紫癜、皮肤结核、大面积的瘢痕疙瘩形成等情况。

家长提问

"天哪！骨髓炎！致死！哦不！我不要我的孩子注射卡介苗！"

请淡定。

这种情况确实可能发生。但是，发生的概率是多少呢？差不多1000万人里有1~10个吧。如果你不是动不动就能中上彩票大奖，这种事也不要往自己身上想了！老老实实让孩子打针去吧！预防结核很重要！

卡介苗在出生之后立刻注射。如果您的孩子在注射卡介苗之后，出现持续的高热（3~4天都无法恢复），或者是伴有神经症状（比如惊厥），这个时候请一定到医院就诊。如果孩子手臂上，注射过卡介苗的部位，皮肤持续出现红斑、丘疹之类不正常的皮肤表现，并且涂抹了很多外用药都没有得到缓解，也请一定要带孩子到皮肤科就诊。

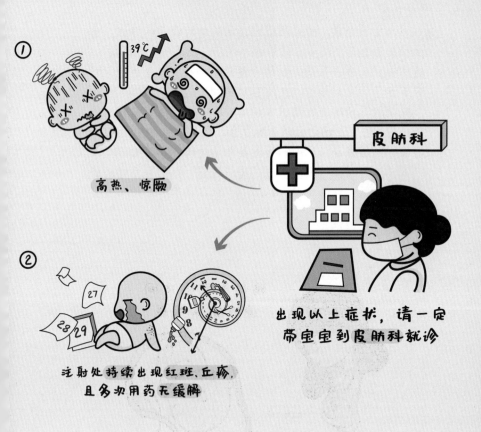

① 高热、惊厥

② 注射处持续出现红斑、丘疹，且多次用药无缓解

出现以上症状，请一定带宝宝到皮肤科就诊

新生儿的肚脐如何护理

大家都知道，宝宝跟妈妈之间是通过脐带相连的。当宝宝出生之后，脐带会被剪断、结扎，形成一个"断端"，这个部分会自己干燥、脱落。但是在它尚未脱落之前，对它要进行相应的护理。关于它的护理方式，有各种各样的"传说"，网络上也有很多相应的产品，比如消毒棉、防水贴等。新手爸妈们面对各种信息，很难准确地进行选择。而面对刚出生的小宝宝，往往都会手忙脚乱，一边担心，一边不知所措。对于小小的"脐带断端"，到底怎样的护理方式才是最好的呢？

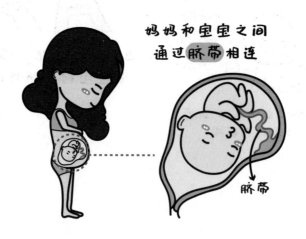

妈妈和宝宝之间
通过**脐带**相连

脐带

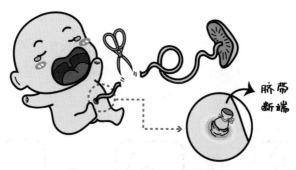

脐带
断端

宝宝出生之后脐带被剪断，
在肚皮上形成脐带断端

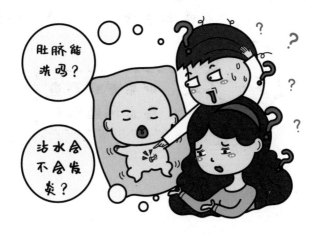

肚脐能洗吗？

沾水会不会发炎？

为什么要护理"脐带断端"

脐带断端是宝宝出生后脐带被切断、结扎而成的部分。这个部分，在宝宝出生后2~3天内，会逐渐变硬。变硬的脐带断端，很容易摩擦宝宝娇嫩的皮肤，导致肚脐周围的皮肤出现破损、红肿，甚至化脓。更严重的，可能导致全身的感染，出现发热等症状。

正常情况下，脐带断端会在宝宝出生后5～15天内自行脱落。但有时，可能时间更久才脱落，这与宝宝的生长发育情况、护理情况都有关系。护理不当，会延长脱落的时间。所以，正确掌握护理这个小"断端"的技能，是非常重要的。

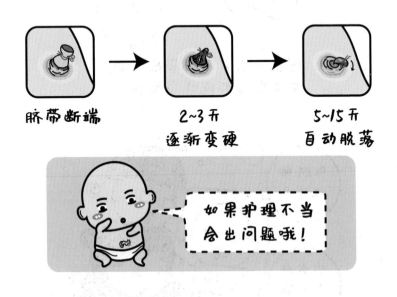

脐带断端　　　2～3天　　　5～15天
　　　　　逐渐变硬　　　自动脱落

如果护理不当
会出问题哦！

什么才是正确的护理方式呢

其实用5个字就能完全概括这个护理方式——自然干燥法，这个方法是世界卫生组织提出来的。可见，一个小小的脐带断端护理，关系我们世界各地的小婴儿。

这个自然干燥法的内容就是：保持脐带及其周围清洁、干燥，直到其脱落。日常清洁，建议使用清水清洁、擦干，而不用消毒剂处理。

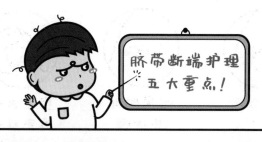

脐带断端护理五大重点！

① 让断端暴露于空气；可以给宝宝穿清洁、宽松的衣服；但千万不要用布、创可贴等捂住肚脐。

② 尿布位置一定要低于肚脐。

③ 如果断端不小心沾上污物，用温水清洗，禁用化学药剂。清洗后用干净的小毛巾或棉签吸干。

④ 护理脐带断端前一定先洗净双手。

⑤ 干燥棉签轻轻蘸干肚脐窝的水。

在宝宝出生1个月内，除了认真护理脐带断端之外，还要仔细观察肚脐这部分皮肤的变化。如果出现脐周红肿、肚脐周围有脓性的分泌物，同时宝宝还出现发热的症状，请一定要带宝宝尽快去医院进行检查及治疗。

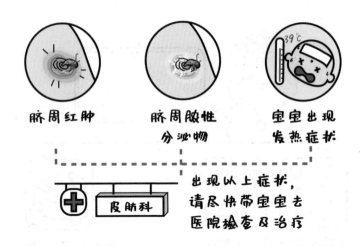

脐周红肿

脐周脓性
分泌物

宝宝出现
发热症状

皮肤科

出现以上症状，请尽快带宝宝去医院检查及治疗

有些一直沿用的护理方法都错了

⊗ 给宝宝的脐带断端覆盖上纱布或者一直贴着防水贴

　　大家都知道护理肚脐的重要性，生怕没有护理好，造成感染，给宝宝带来伤害。所以，难免习惯用无菌纱布或者防水胶布"保护"住这个地方。然而，我们前面介绍了，最好的护理方法就是"自然干燥"。让这个地方充分暴露，干燥，最终结痂脱落才是最好的方法。所以，千万不要用任何东西覆盖脐带断端哟！

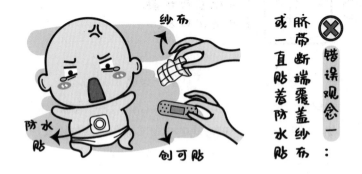

纱布

防水贴

创可贴

错误观念一：脐带断端覆盖纱布或一直贴着防水贴 ⊗

⊗ 使用碘伏、酒精、双氧水、紫药水擦拭脐带断端

这种方法以前非常流行，"把干""消毒"的理念深入人心。我们经常认为要杀菌才能让一个伤口、破损的地方"不感染"。其实，很多时候，因为有了正常菌群的保护，伤口才能更好地愈合。世界卫生组织提出的"自然干燥法"，是经过很专业的、严谨的研究之后才提出的。像我们所提到的碘伏、酒精、双氧水、紫药水这些消毒剂，会影响正常的脐部菌群，使用这些擦拭脐带断端和周围皮肤，会延长它的脱落时间。所以，最科学的方法，就是不要使用这些东西啦。

需要提醒大家的是，干燥的棉签还是需要准备的。脐窝部分，在清洗之后会"窝藏"住一些水，需要蘸干。这个护理步骤，可千万不能忘记哟！

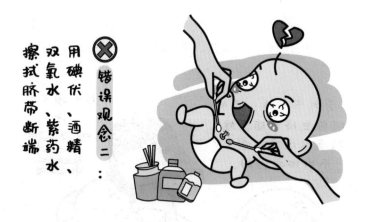

⊗ 脐带脱落前不清洗这个区域

大家都知道，脐带断端这个地方要保持干燥。但是保持干燥的

意思，并不是要"一直不清洗"。洗，是可以洗的。并且，该洗的时候，比如沾上了粪便的时候是一定要洗的！

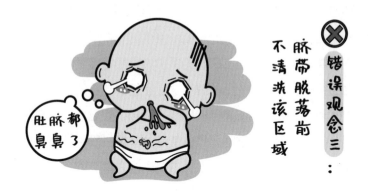

洗澡的时候，有些家长会给宝宝脐部贴上防水贴。如果仅仅在洗澡的过程中贴上，我觉得是可以的。洗完澡立刻揭下就好，千万不可以长期贴着。

其实，正常洗澡就可以了。脐部沾上水，也无需大惊小怪。照着咱们前面所说的护理方法：洗澡完毕，用干净的小毛巾或者棉签吸干水分，再在肚脐窝的地方，用干燥的棉签轻轻蘸干里面留存的水即可。

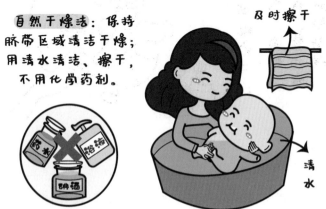

宝宝头顶的黄痂该不该抠掉

谁都希望自己的宝宝颜值棒棒的，可是，刚出生的小宝宝，却总是会给爸爸妈妈"添烦恼"。很多朋友问过我同样的问题："小宝宝头顶总有一些油腻腻的鳞屑，该怎么处理？"下面，我就来跟大家解答一下这些问题：为什么小宝宝头上、脸上会有些黄腻腻的痂呢？这是什么疾病呢？遇到这种情况，到底用不用处理？如何处理？

黄痂原来是——婴儿脂溢性皮炎

刚出生的小宝宝，在头顶（囟门附近）、眉毛、鼻翼、耳后的褶皱处会出现黄厚油腻的鳞屑，这是怎么回事呢？黄痂的学名应该叫作婴儿脂溢性皮炎。

这种情况会发生在小宝宝出生后1周至1个月之内。小宝宝本身通常没有任何感觉。但是家里人看着，可能会比较担心。

这些厚厚的、黄腻腻的鳞屑是皮脂腺分泌的脂类物质堆积成的。由于新生儿阶段是皮脂腺非常活跃的时期，所以，在皮脂腺丰富的区域就会有这样的表现。

当然，也有一些严重的情况：分布广泛，除了头面部之外，四肢、躯干、腋窝、腹股沟也会出现。

尽管如此，随着妈妈体内激素对孩子的影响逐渐消退，皮脂腺就会变得没有那么活跃了，婴儿脂溢性皮炎也会好转。大概在出生后3个月左右，就会自愈。

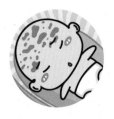

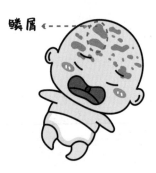

鳞屑

宝宝眉毛和头顶长了很多黄痂

什么方法可以很快恢复颜值

虽然婴儿脂溢性皮炎是可以自愈的疾病，但是，实在是太影响颜值了，有什么方法可以处理吗？

头顶（囟门附近）等处不太厚腻的鳞屑

由于鳞屑牢牢贴在头皮上，而且又是囟门附近的头皮，所以很多家长可能虽然想去帮忙抠掉或者擦掉，但是不敢。

如果只是薄薄一层，建议大家正常清洗即可。在洗头的时候，用婴儿洗发液清洗，或者湿毛巾捂一捂这个区域，然后正常清洗。不必特意擦除或者抠除这些黄痂。

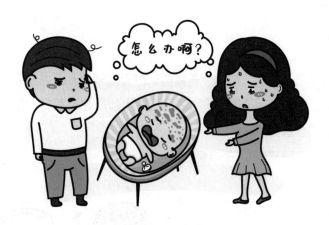

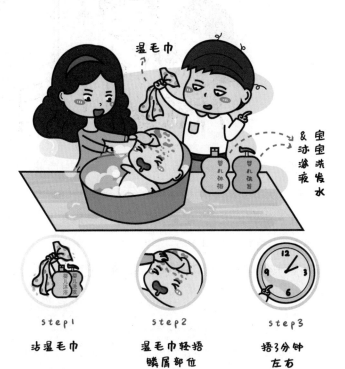

step1

沾湿毛巾

step2

湿毛巾轻捂
鳞屑部位

step3

捂3分钟
左右

头顶、眉毛、鼻翼等处厚腻的鳞屑

如果是在头顶、眉毛、鼻翼等处厚腻的鳞屑，用温水清洗就行不通了。此时，用"含油脂的东西"来"溶解"是最简单、最方便、最有效的方法。

如果头发又密又长，那么需要剪短头发，否则处理起来会麻烦一些。

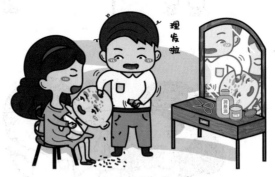

在这些地方涂上一些保湿霜（或者baby油、橄榄油、椰子油等），保持1~3分钟，待鳞屑被同样含有油脂成分的保湿霜（或各种油）所软化。被软化之后，去除掉它们就会容易多了。用小镊子轻轻夹掉大块的鳞屑，然后用棉签蹭掉其余的就可以了。

如果鳞屑十分厚腻，不用一次清除干净。分批分期的处理就可以啦。

注意　虽然保湿霜里含有的油脂没有各类油多，但是它是固体，不会因为涂抹过多流进眼睛，所以我自己还是比较喜欢的。大家在使用各类"油"来处理的时候，也请注意用量，避免流进宝宝的眼睛。

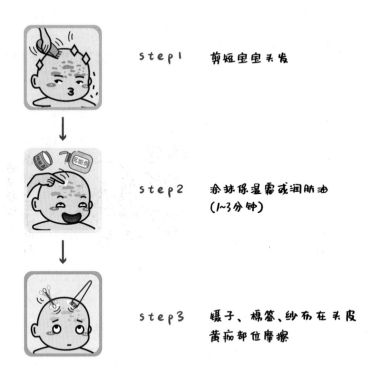

step1 剪短宝宝头发

step2 余抹保湿霜或润肤油
(1~3分钟)

step3 镊子、棉签、纱布在头皮
黄痂部位摩擦

泛发全身的情况

通常,脂溢性皮炎泛发全身的情况在正常宝宝身上不太容易出现。如果出现皮疹泛发全身,请带着孩子到皮肤科就诊,请医生进行判断和处理。

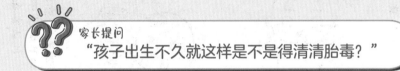

家长提问
"孩子出生不久就这样是不是得清清胎毒?"

有很多家长会问这个问题。读了前面的内容之后不知道这个疑虑是不是可以打消了。妈妈在孕期和产后都不用喝中药来预防所谓的"胎毒"。妈妈可以吃清淡一些（但这主要是为了自己身体健康），并没有什么是不能吃的。宝宝更不用喝中药，认真吃母乳就可以了！

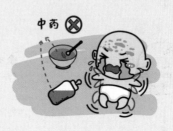

错误操作一：给小宝宝灌中药

家长提问

"我觉得抠一抠就可以了，小牙刷刷刷也行。"

这其实也没毛病。就是，下手轻一点，如果抠不下来、刷不下来，用些含有油脂的东西来敷一敷，会方便些。毕竟是亲生孩子啊！

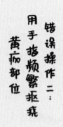

错误操作二：用手指频繁抠挠黄痂部位

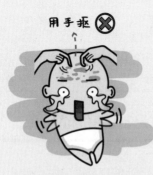

用手抠 ✗

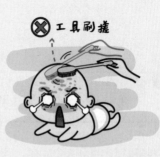

✗ 工具刷搓

错误操作三：用牙刷等工具使劲刷、搓黄痂

如何判断宝宝的冷热程度

大家肯定听过一句话："有一种冷，叫作妈妈觉得你冷。"这句话，一方面说明家长们实在是太在意孩子的冷热，另一方面也说明家长们对孩子们是冷是热其实是判断不清的。大一点的孩子自己知道表述冷热了，但是小婴儿可不会。所以，掌握好判断宝宝是冷是热的方法，是非常重要的。

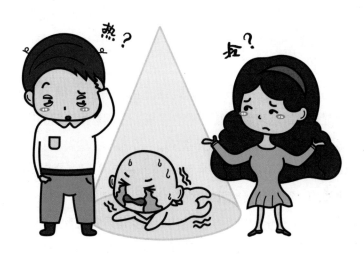

一些因为判断不清孩子冷热，而发生的"错误的"甚至"荒唐的"行为会导致一些皮肤疾病的加重和发生，比如痱子和湿疹。我们通过一些小事例告诉大家，如何正确判断孩子是不是处在正常的温度，以及如何及时发现由于太热而导致的皮肤疾病。

2 岁以下宝宝的冷热判断

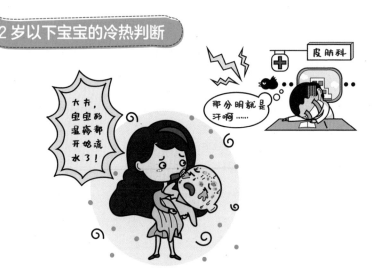

5月的某一天，有一对夫妇抱着一个5个月大小的男宝宝来就诊。宝宝脸上、背上有一点点湿疹，穿着厚袜子、连脚裤、长袖衣服，还裹了个小薄被。

妈妈进来就说："大夫，您看看我们孩子是不是得了湿疹呀？他这个湿疹真是越来越严重了啊！"可是，你们看我之前的描述"一点点湿疹"，可见其实是不太严重的。

妈妈把手伸到宝宝脖子后面一抹，一手"水"，对我说："您看他严重的，湿疹都开始流水了！"

听到这位妈妈描述之后，我的内心其实是万分崩溃的。哪是什么湿疹流的水啊，那分明就是汗！我摸摸孩子的小手，也是汗涔涔的。

5月的北京已经很热了，诊室里都要开空调了。大人都穿短袖了，给孩子穿这么多，是为了什么呀？！

小月龄宝宝，温度过高很容易引起湿疹、痱子。因此要格外注意温度。宝宝的汗都一摸一手了，就别再感叹了，先脱脱衣服是真。

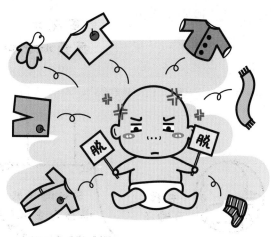

宝宝太热会得痱子、湿疹，衣服该脱就要脱

小宝宝们表达能力有限，所以冷热还不能靠自己描述。这时候，就需要家长们细心地去发现、学会判断。判断温度很简单，下面介绍的方法一学就会了。

摸摸脖子很重要

就是图中画圈圈的这个部位。这个部位温暖，就表示宝宝不冷也不热。如果这个部位都出汗了，那就代表穿得太

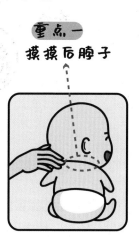

重点一
摸摸后脖子

多，或者天气太热需要开空调。如果这个部位凉，那么要及时给宝宝增添衣物。

摸摸小手很重要

就像图中这样去摸摸宝宝的手心。如果手心都是汗，说明太热了，需要立刻减少衣物。如果手心微微凉，说明温度正好。小手冰凉时说明要增加衣物了。

总结一下，判断冷热，先看脖子，再看手心。以脖子的温度为主，不要以手的温度为主。

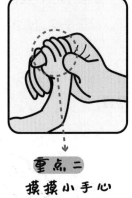

重点二
摸摸小手心

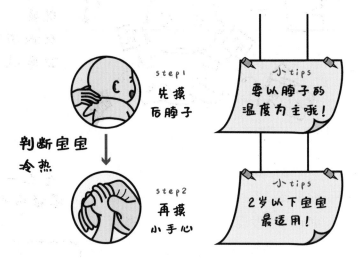

判断宝宝冷热

step1 先摸后脖子

step2 再摸小手心

小tips 要以脖子的温度为主哦！

小tips 2岁以下宝宝最适用！

大孩子的冷热判断

2岁以上的宝宝就有一定的表达能力了，因此判断起来就方便多了。冷了、热了，孩子自己会说。但是，上学前的宝宝可能还不

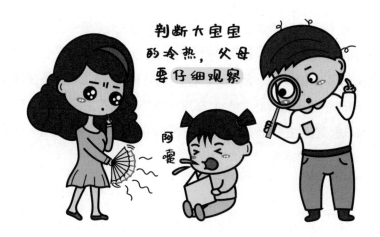

判断大宝宝的冷热，父母要仔细观察

阿嚏

会及时表达，或者，还不明白为什么要说出这些问题。因此判断冷热，还是需要家长们细心些。等到孩子自己表述出来的时候，可能已经晚了。

大一点孩子的冷热判断，可以参照我们正常的成年人。通常情况下和爸爸穿一样多就可以了。当然，我们前面介绍的，摸摸脖子判断冷热的方法，也仍然非常适用。

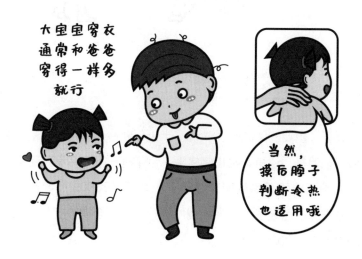

大宝宝穿衣通常和爸爸穿得一样多就行

当然，摸后脖子判断冷热也适用哦

我们在门诊经常看到六七岁的小朋友在冬天得痱子。大人穿着两层衣服，却给孩子捂着厚厚的大毛衣。这个年龄的孩子在学校的运动量是不少的，经常会运动之后一身大汗。但是让小孩子在学校换衣服恐怕是很难，因为他们都是宁肯热着也不愿脱衣服的。所以，家长们在秋冬季节，要注意给孩子们准备易穿脱的衣物，让他们方便自己增减衣物。

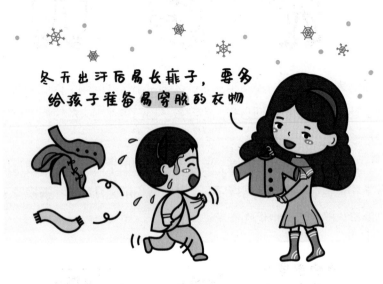

冬天出汗后易长痱子，要多给孩子准备易穿脱的衣物

有宝宝的夏天怎么度过

好了，重要的问题来了。说了半天判断冷热，妈妈可能不会再纠结了。但是，还有奶奶和姥姥呢。常常有一家人带着宝宝来看湿疹，说着说着就开始互相埋怨起来。大多是家庭成员们对于开空调、减衣服、盖被子这些事出现严重分歧，甚至得吵上几个回合，却谁也无法说服谁。

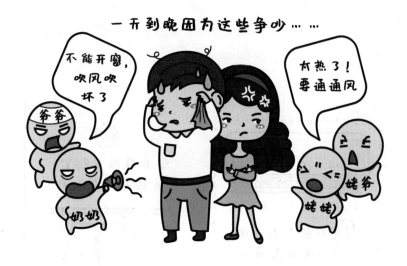

"穿堂风会吹感冒"

"开空调会得风湿"

......

让我们抛开这些观念。好好过一个夏天吧。天气潮湿闷热的时候，要开空调。如果单纯气温高，可以选择电风扇。

室内温度保持在26℃左右，无论是对小婴儿还是小朋友来说，都是好的。在温度适宜的生活环境中，痱子、湿疹都不容易发生。

注意　我们说的是室温保持在26℃，而不是空调设定的温度。无论空调设置温度是多少，室温才是我们最需要关注的。我们说开空调、开电扇，并不是只打开就可以。开这些电器的目的，在于降温！

常常有一些朋友来说，"我们家开空调呀"！再多问一句，空调温度多少？室温多少？对方回答，怕太冷，空调设定在30℃，室温没量过。这时候，就真的不如开开窗通个风了。

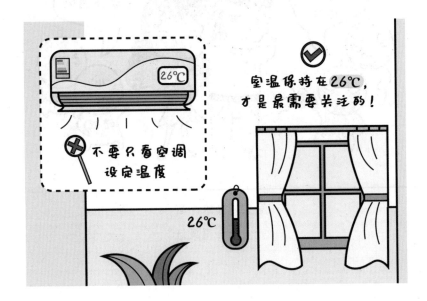

如何给 6 个月以下宝宝洗澡

成为新手爸妈，简直就是开创人生新纪元。面对小宝宝，兴奋激动、紧张慌乱都是寻常事。宝宝出生后的第一个澡，是医护人员帮忙洗的。回家之后，亲自给小宝宝洗澡，可是一项巨大的挑战！干脆交给月嫂完成，还是自己也来学习一下呢？

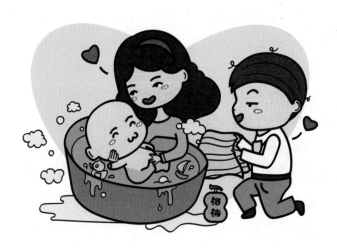

对于一个10个月都泡在水中的小生命来说，重回"水"的拥抱是一种享受。给小宝宝洗澡，既能让宝宝充满安全感，又能增进父母与孩子的感情，所以，对父母来讲，学习并尝试给小宝宝洗澡，虽然一开始确实要费一番功夫，但其实是一件能让父母和孩子都能感到颇为享受的事情。

给小宝宝洗澡，没有多么艰难，相信您认真看过下面的介绍，立刻就能亲手操作了！

洗澡前的准备工作

给小宝宝洗澡，首先得调整好浴室的温度，太热或太凉都不行。一般来说，24~28℃是比较适宜的温度。冬天，在家里还没有暖气的时候，应当将浴室温度保持在26~28℃，避免小宝宝着凉。

洗澡水的温度也要掌握好。我们现在都有便捷的小水温计，测试一下，洗澡水的温度控制在37~38℃。有些家长担心随着洗澡时间延长，水温会下降，因此在洗澡之前，会把水温调到38℃以上。我们给小宝宝洗澡，时间不会很长，因此不用有这样的担心。水温，在一开始就设定为38℃，不要超过这个温度。太高的洗澡水温，以及太长的洗澡时间，都会对小宝宝的皮肤造成损伤。

在浴室里，除了浴盆和洗澡水要准备好之外，婴儿沐浴露、毛巾、浴巾、更换的衣物、尿布等也都需要准备好。

做好洗澡前的这些准备，我们就可以邀请小宝宝来"玩耍"咯！

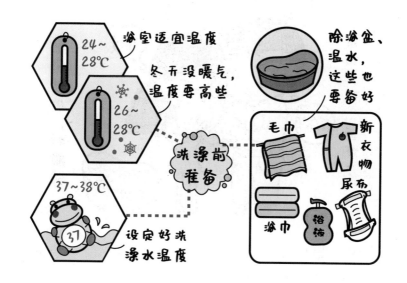

洗澡前准备

浴室适宜温度 24~28℃

冬天没暖气，温度要高些 26~28℃

设定好洗澡水温度 37~38℃

除浴盆、温水，这些也要备好

毛巾　新衣物　浴巾　浴液　尿布

洗澡姿势拿捏好

给小宝宝洗澡，一定是采用"浸浴"的方式。让宝宝整个身体（注意是身体，不包括头）都浸泡在水中。这会让他有重回子宫的感觉。在洗澡的过程中，为宝宝擦拭身体，还能增进宝宝跟爸爸妈妈的肌肤接触、感情交流。

想到我自己刚当妈妈的时候，连抱孩子都觉得需要谨小慎微，不敢呼吸，更别说一只手托着宝宝给他洗澡了。面对新生儿，家长们都会有一种"噢，他好小，好脆弱，我生怕会把他碰坏了"的感觉。其实，没有那么容易就被"碰坏"啦。

我们要在小宝宝们安静、放松的时候，为他们洗澡。千万不要在宝宝哭闹时，强行为他洗澡。当小宝宝准备好之后，我们轻轻地用一只手托住宝宝的肚皮，让他趴在我们的前臂，当他趴稳了，我

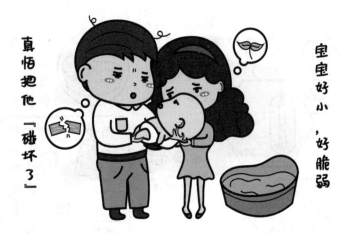

们就顺势把他整个身体放入水中。此时宝宝的姿势是：头趴在爸爸或者妈妈的肘部，身体放松地趴在前臂上。

清洗的时候，从背部开始，延伸到臀部，直至下肢。轻柔地用毛巾沾水擦拭就可以了。洗完"后背"，将宝宝"翻"过来。可以用另一只手接住宝宝。此时宝宝的头部躺在大人的肘部，整个后背

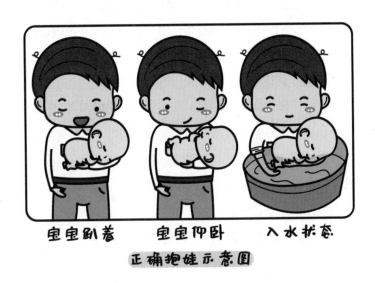

正确抱娃示意图

躺在手臂上。这个过程，可以在水里完成。如果不是很熟练，可以把宝宝先从水里"捞"出来，再帮他翻身。翻好身后，重新把宝宝放入水中，从头部、面部、胸腹部直到外生殖器部分依次清洗。

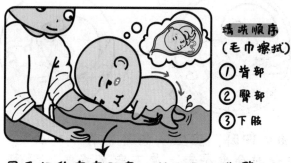

清洗顺序
（毛巾擦拭）
① 背部
② 臀部
③ 下肢

用手托住宝宝肚皮，让他卧在前臂上，当他卧稳了，就顺势把他放入水中。

洗完后背将宝宝翻过身来。这个过程可以在水里完成。也可以先出水再翻身。

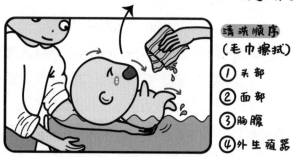

清洗顺序
（毛巾擦拭）
① 头部
② 面部
③ 胸腹
④ 外生殖器

　　大家会发现，洗澡的时候宝宝是先俯卧、后仰卧。为什么要这样呢？为什么不是直接让宝宝躺在水中呢？研究表明，宝宝以俯卧的姿势"入水"，在洗澡的过程中，会更加平静。与仰卧姿势入水相比，宝宝更不容易挣扎、哭闹。在洗澡的时候，俯卧的姿势能带给宝宝更多的安全感。而沿着背部、臀部、下肢、头部、面部、胸腹、外生殖器这样的顺序为宝宝清洗，能保证清洗到每个部位，同时这样的清洗顺序，也是最方便的。

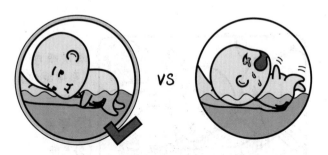

相比仰卧，宝宝以俯卧姿势"入水"，
洗澡时会更平静，更不容易挣扎、哭闹，
也更有安全感。

重点部位重点洗

洗澡的时候，有几个部位要重点清洗一下。

小宝宝的头部常常会有皮脂堆积，所以头顶要认真清洗。皮脂太多的时候，可以用毛巾热敷一会，再轻轻擦拭。当皮脂过多、堆积成黄痂的时候，我们在清洗中有更多需要注意的事项。在本书中我们有单独一篇，专门向您介绍如何清理掉小宝宝头皮上过多的"黄痂"。

清洗宝宝眼睛、耳朵时，用毛巾沿着眼眶、耳廓、耳后轻轻擦拭，把分泌物清洗干净。

脖子、腋下、腹股沟这些皮肤褶皱处也是需要重点清洗的。这些部位很容易"窝藏"皮脂，如果疏于清洗，可能会损伤皮肤，出现皮肤褶皱处的红斑、瘙痒。

屁股和外生殖器也很重要。清洗时，不要只注重表面的皮肤，肛门和生殖器周围也要清洗到。注意，男宝宝的包皮是不需要翻开的，只清洗表面即可。女宝宝也是如此，只清洗外阴表面的皮肤即可，绝对没有必要进行阴道的清洗。

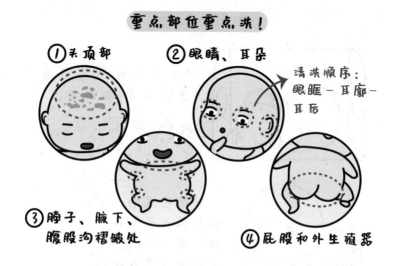

虽然，我们说这些部位是需要重点清洗的部位。但"重点"的意思是，重点关注，不要忽略。而不是要清洗更长时间、更加频繁。这些部位的清洗，都是在正常的洗澡过程中同时完成的。

洗澡的时间和频率

如果是早产的小婴儿，一定不要频繁洗澡。一般1~2周洗1次即可。足月出生的宝宝，洗澡的频率根据天气来决定。清洗的时间，在5~10分钟之内，过长时间的浸泡对宝宝的皮肤只有坏处，没有好处。

秋冬季节，寒冷又干燥，一周洗1~2次澡就可以了。

夏季出汗较多，最多每天洗1次。千万不要因为出汗多、宝宝喜欢水这些原因，频繁为宝宝洗澡。尤其是小婴儿，他们自身的体温调节功能很差，在水中浸泡久了，体温会迅速下降，可能出现感冒的症状。而且小婴儿的皮肤稚嫩，频繁清洗会损伤皮肤，可能出现湿疹。

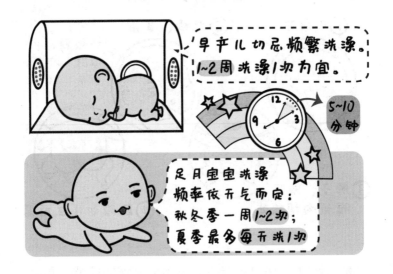

如果坚持每日为小宝宝洗澡，那么一定需要准备润肤乳液。在给宝宝洗完澡、认真擦干之后，尽快为他涂抹润肤乳液。避免小宝宝皮肤屏障受损，出现湿疹。

什么时候不能洗澡

虽然洗澡对小宝宝来说是一件很愉快的事情，但是有些情况，是不适宜为小宝宝洗澡的。比如，当宝宝生病时。如果出现发热、咳嗽、腹泻这些症状，应该以治疗疾病为先。等宝宝的身体状态恢复正常了，再洗澡。

另外，如果已经因为过度频繁的洗澡出现了皮肤问题，那就更要控制洗澡的频率了。对于本身患有皮肤疾病的小宝宝，洗澡时的限制以及注意事项就会多一些，家长们要遵医嘱来为宝宝洗澡。我们在这里就不详细介绍了。

另外一些情况，比如打过疫苗之后，暂时不洗澡。当孩子困了、疲惫、已经睡着了的时候，也没有必要必须洗澡。把睡着了的小宝宝叫醒，为他洗澡更是绝对不需要的。

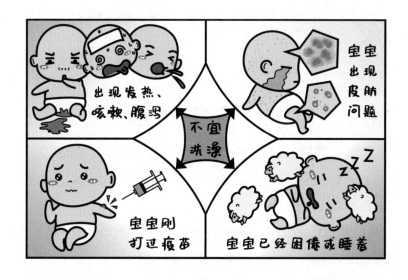

不知道看过我们的介绍，大家是不是很快就掌握了给小宝宝洗澡的方法呢？如果还不是信心满满，那么先拿个娃娃试验试验。爸爸和妈妈，相互协助着，一起给宝宝洗个澡吧，相信你们都能做得非常好！

小宝宝该不该防晒

随着市面上各种各样儿童防晒霜的出现，家长们心中萌生了越来越多的疑问。到底该不该给孩子们使用这些防晒霜呢？涂抹完防晒霜之后，需不需要特殊方法进行清洗呢？都说紫外线是让皮肤老化的"元凶"，我们成年人最好一年四季涂抹防晒霜，宝宝们也需要这样吗？

小宝宝可不是缩小版的成人，防晒这件事对小宝宝来说，要比对成人更重要。0~6岁的宝宝们到底该采用什么样的方式来防晒呢？

说到防晒，我们一定要先了解一下，我们被什么所"晒"。在太阳发出的光里，哪些会对我们造成损害呢？

什么是紫外线

紫外线（UVR）就是波长在100~400nm之间的光，它分为3个波段。

38　图解新生儿 婴幼儿皮肤护理

短波紫外线（UVC）：波长100~280nm。穿透能力弱，被臭氧层全部吸收，不能到达地球表面，可以破坏细胞、损伤DNA、杀灭微生物。比如医院里的消毒灯。

中波紫外线（UVB）：波长280~315nm。可穿透大气层，占地表UVR的5%，易被玻璃阻隔，可以到达表皮的基底层，会让皮肤晒红。

长波紫外线（UVA）：波长315~400nm。穿透力强，占地表UVR的95%，能透过玻璃、薄衣物，可以穿透表皮后到达真皮层，会让皮肤晒黑，导致皮肤老化或发生病变。

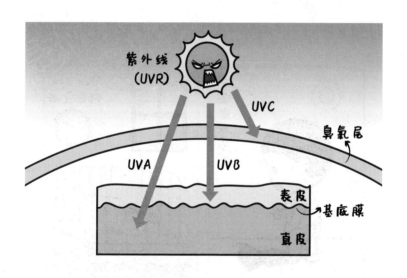

由于宝宝们的皮肤稚嫩，不具有成人皮肤具备的日晒刺激后的自我防护功能，所以更容易被晒伤，出现红斑、水疱、色斑等表现。这就是我们在前面讲的，防晒为什么对小宝宝更重要的原因。

防晒第一招："躲起来"——避免日晒

春末及夏季是日晒最强烈的季节。外面日晒强烈的时候，最好选择让孩子在室内玩耍或者选择在有遮蔽物（如树荫等）的环境中玩耍。当在阳光下儿童的身影长度短于身高时，不宜在室外活动。

小于6个月的宝宝，过度防晒可能导致维生素D的缺乏，所以可以进行日光浴。但是要避开日晒强烈时段（上午10点到下午2点之间）。日光浴每日1~3次，每次10分钟左右，再加上口服的维生素D，就足够保证每日身体所需了。

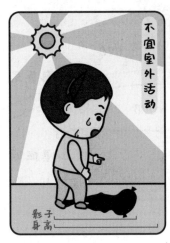
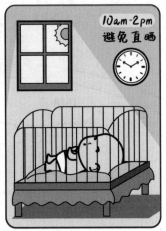

防晒第二招："捂起来"——织物保护

孩子长大了，最喜欢的就是户外活动。即便外面骄阳似火，他们也想冲出去跟小朋友们玩耍，这可怎么办呢？此时，我们只好掏出一件防晒衣以及一顶防晒帽，把他武装好。

纺织品的防晒效果要看紫外线防护系数（ultraviolet protective factor，UPF），UPF越高防护效果越好。我国纺织品UPF值最高为50+，当UPF值＞40且UVA穿透率＜20%时，可称为"防紫外线照射产品"。大家可以根据服装上的标识来选择。

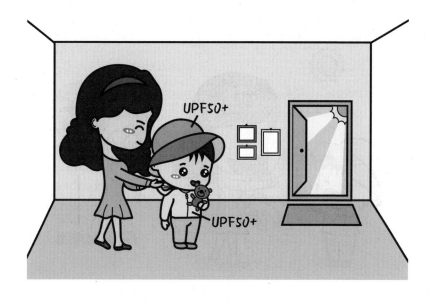

防晒第三招："抹起来"——防晒霜

炎炎夏日，走一走就汗流浃背了。帽子，还可以戴一戴，但是防晒服就很难让人接受了。这时就需要给宝宝们涂上防晒霜了。

出门前15分钟将防晒霜涂抹在孩子身上衣物无法遮蔽的暴露部位：脸、耳朵、手臂、小腿。如果是去海滩或者滑雪，那么，每隔2~3小时重复涂抹一次防晒霜。如果是短时间的日常外出就不必涂抹防晒霜了，还是要以物理遮挡的防晒方式为主。但是海滩玩耍或者滑雪的时候，一定要在遮挡的基础上给宝宝们反复多次涂抹防晒霜，避免强烈日晒造成日晒伤。

回到家之后，用温和的洗面奶清洗就可以了。如果是防水的防晒霜，有些可能需要搭配特别的清洗剂。注意清洗过后，别忘了给宝宝涂上保湿霜噢。

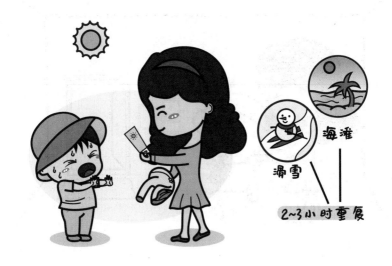

防晒第四招："吃起来"——防晒食品

食物中可以防晒的成分有：胡萝卜素、花青素、番茄红素、叶黄素、多酚（类黄酮、白藜芦醇）、大豆异黄酮、巧克力、咖啡因、必需脂肪酸等。

所以富含以上成分的食物，如胡萝卜、蓝莓、紫甘蓝、茄子、紫薯、西红柿、西瓜、小红莓、菠菜、莴笋、花椰菜、葡萄、各种豆类以及坚果类都可以适当添加到孩子每日饮食中食用，这些食物有少许防晒的作用哟！但防晒不能只依赖这些食物哦！

不过，与此同时也要注意：光敏食物可能会引起日晒伤，加重日晒反应。比如茴香、马齿苋、芹菜、芒果、菠萝、木瓜这些食物，就要尽量避免在外出前大量食用。

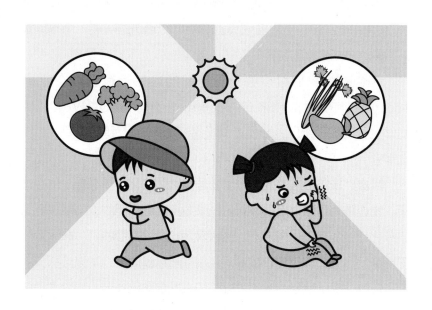

如何选择防晒霜呢

首先：按防晒系数选择。我们要根据日光的强烈程度选择防晒系数。室外、阴天或树荫下为SPF15~25/PA+~++；直接在阳光下为SPF25~30/PA++~+++；强烈日光下、海滩、滑雪为SPF50+/PA++++。

SPF：Sun Protection Factor，日光防护系数，是针对UVB，评价防晒化妆品防止皮肤被晒红的能力。SPF值越大，防日晒红斑效果越好，越不容易被晒红。

PA：Protection factor of UVA，UVA防晒系数，是针对UVA，评价防晒化妆品防止皮肤被晒黑的能力。PA值越大，对UVA的防护越强，被晒黑的可能性越小。

有的时候我们可能发现，防晒霜上只标注了SPF值，而没有标明PA值。难道这些防晒霜只具备防晒红、晒伤的功能，而不具备防晒黑、防光老化的功能吗？

这个时候我们可以看一看产品的包装上有没有"Broad Spectrum"的字样。"Broad Spectrum"代表可以对UVB和UVA同时进行防护。所以，即便上面没有标明PA值，我们也同样可以选择它。

其次：按防晒霜主要成分（物理防晒霜或化学防晒霜）进行选择。物理防晒是通过反射散射日光来发挥防晒作用的。主要成分为二氧化钛及氧化锌。它的优点是相对稳定，不易致敏。非常适用于儿童及敏感人群。但它的缺点是SPF越高越油腻，不易涂抹，影响美观。化学防晒是通过吸收紫外线来发挥防晒作用。成分多种多样。它的优点是质地轻薄，透明感好。但它同时也具有相对稳定性不足、易刺激皮肤或产生光敏感的缺点。

由于婴幼儿的皮肤稚嫩，建议选择使用物理防晒霜。物理防晒霜的性状稳定、不易致敏。虽然它随着防晒指数的升高，会油腻、难以涂抹，涂上后白乎乎的，视觉效果差一些，但仍然作为宝宝防晒霜的首选。

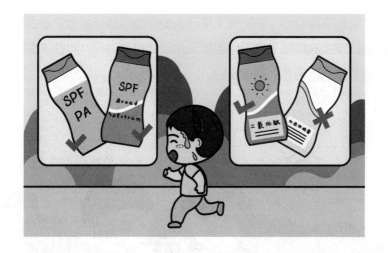

2020年2月，欧盟委员会正式将二氧化钛列入二类可疑致癌物。家长们不用担心，这指的是"吸入途径"的二氧化钛，在皮肤上涂抹的是安全的。

注意对于6个月以下的宝宝，不建议涂抹防晒霜，最好依靠遮挡的方法防晒。

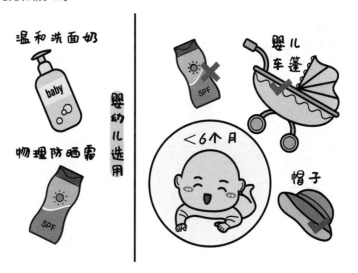

看完本篇介绍，不知道文章开头的那些问题在您心中是否有了答案。宝宝的防晒工作不容忽视，也不要过度进行。对孩子来说，安全有效的防晒才是最重要的。

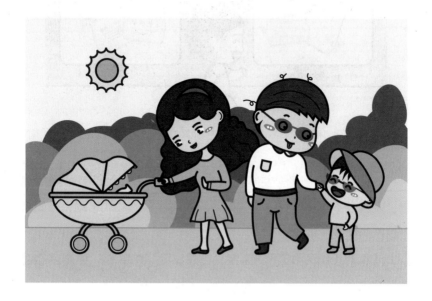

湿疹的前世今生

湿疹是小婴儿、小朋友特别容易出现的皮肤疾病。很多家长因为孩子得了湿疹或是担心孩子得湿疹而发愁。他们常常有很多的疑问，在网络上搜索到很多的答案，却不知道哪些是可以相信的。

在这里，先概括地为大家介绍一下这个孩子常见的疾病，让大家对湿疹有个简单的了解。学习，是战胜焦虑最好的方法。让我们开始吧!

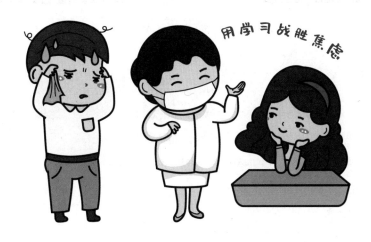

用学习战胜焦虑

什么是湿疹

湿疹的英文名字叫eczema，本意是沸腾的、起小水疱的。在命名疾病的时候，中国人和外国人都一样，先从形象入手。咱们古代医学中称之为湿疮。这里的"湿"并不是病因，而是临床表现，所以典型的湿疹，表现是看上去红红的，上面有很多小水疱，摸上去"湿乎乎"的。但我们现在所说的湿疹并不是全都表现成这个样子。

急性期湿疹　　　　　　　　　　　慢性湿疹

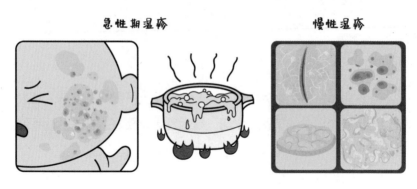

有这些表现的，我们都可以称为湿疹或皮炎

所谓的"湿疹"或者"皮炎"，实际上是指一大类表现类似的疾病，而不是指单一某一个病。比如我们说"水果""昆虫"大家都能理解，它们是指一大类东西，而不是单一的。

很多家长带孩子来看病，看到医生在诊断上写"皮炎"，会很不理解。便问医生："为什么其他医生说是'湿疹'，您说是'皮炎'呢？"

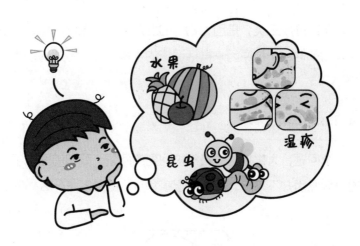

其实，湿疹与皮炎，这两个名称只是对一类病的不同称呼，并没有实质上的区别。只是在命名上的习惯说法，比如我们更习惯说脂溢性皮炎、接触性皮炎、特应性皮炎，而不是脂溢性湿疹、接触性湿疹、特应性湿疹。

湿疹可以分成几类

湿疹或皮炎这类疾病可以分以下三类。

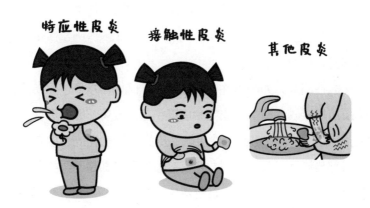

之所以分成三类，是因为它们的发病原因不完全一样。所以，如果只简单地用一种原因来概括湿疹的发病，是不合适的。

湿疹是不是过敏

这个问题，大概是医生最常被问到的问题。我们前面说了，湿疹的发病原因并不单一，那么，湿疹和过敏的关系是什么样的呢？

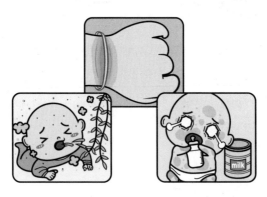

特应性皮炎和接触性皮炎与过敏有关

特应性皮炎与吸入物（比如花粉、尘螨）、食物（比如鸡蛋、牛奶、鱼虾）的过敏都有关系。当然，最根本的原因是遗传所致，患者本身是过敏体质。

接触性皮炎分为刺激性接触性皮炎（比如口水疹、尿布疹）和变态反应性接触性皮炎（比如金属镍引起的皮炎、贴膏药部位出现的皮炎）。其中，变态反应性接触性皮炎与接触物的过敏有关。虽然二者都与过敏相关，但引发它们的过敏反应却是不同类型的。因此在检查方法上略有不同，在生活中需要注意的方面也有所不同。

除此之外，湿疹大家族中还有一大类"其他的皮炎"。这一类数量繁多，比如脂溢性皮炎、干性湿疹都可以算作这一大类中的。而这一类湿疹或皮炎的病因并不一定是过敏。

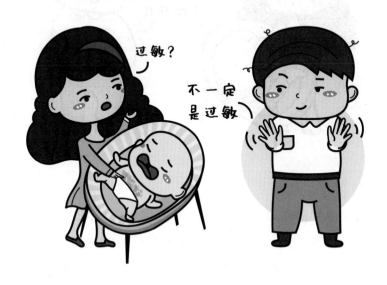

湿疹是不是都会很痒？如果不痒，就不是湿疹吧

有些家长会很好奇，孩子一点儿都不痒，也不抓挠，怎么是得了湿疹呢？湿疹不是会特别痒吗？

湿疹都会痒吗？答案是：不全是。

特应性皮炎：瘙痒会很厉害。

变态反应性接触性皮炎：会很痒。

相比之下，其他类型湿疹的瘙痒程度会比较轻，有一些甚至没有明显瘙痒的感觉。所以，仅仅从"痒不痒"是无法判断是不是湿疹的。

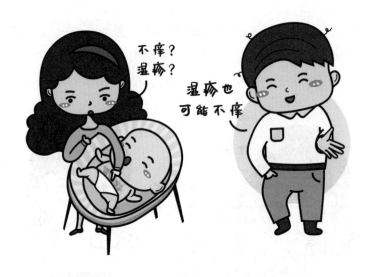

　　很多手忙脚乱带孩子来看病的是新生儿或半岁以内宝宝的家长。他们很苦恼，为什么孩子这么小就得了湿疹？要是治不好怎么办呢？其实，小婴儿得湿疹特别常见，大多数经过正确的护理，都能痊愈。对未来根本全无影响。

为什么小婴儿（＜6个月）更容易得湿疹

　　从结构上来说，小婴儿皮肤的"小岛"面积小于成人。连接"小岛"之间的纹路轻于成人。我们换个角度来看，如果说皮肤是一面墙，那么它就是由"砖"（即"小岛"）和"灰泥"（即小岛间的纹路）组成的。而小婴儿的这面墙，可以说是砖小、墙薄。小婴儿的皮肤比成年人薄30%，所以相对于成年人，小婴儿皮肤的抵御能力十分脆弱。

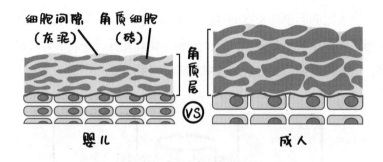

细胞间隙 角质细胞
（灰泥） （砖）

角质层

婴儿 VS 成人

　　小婴儿皮肤还有一个特点，就是有很高的含水量。这使得每一个小婴儿看上去都粉嘟嘟、水嫩嫩的。但是，同时意味着这样的皮肤留住水分的能力不高，流失水分的能力高。而流失水分的能力高，也就意味着只要有风吹草动，皮肤就更容易受到损伤。其实可以概括为：小婴儿容易得湿疹，是因为它们皮肤的屏障功能太脆弱了。

　　为什么有很多新生儿晒太阳退黄疸之后出现了湿疹？因为过度日晒损伤了皮肤的屏障功能。

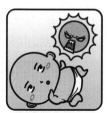

　　同样道理，为什么太热（室温高、穿着多）会出现湿疹？因为太热导致经表皮水分流失增多，皮肤屏障功能受到损伤了。所以就出现了湿疹。

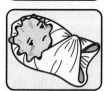

　　为什么洗澡太勤也易出现湿疹？是因为过度清洁导致皮肤屏障功能损伤。所以，如果是小于6个月的宝宝，洗澡的时候，应该格外注意，控制洗澡的频率、每次洗澡的时间和水温。

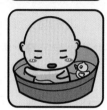

小宝宝的湿疹和皮肤的屏障功能有很大关系。所以润肤霜在治疗与预防湿疹中十分重要。其他方面，比如如何洗澡、怎样注意防晒，这些内容我都会分别为大家做详细介绍。

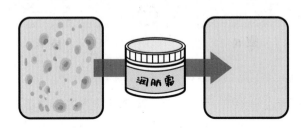

湿疹会一辈子不好吗

看过上面的介绍，相信答案已经在您心中了。小宝宝得了湿疹当然不会一辈子都不好。

特别是对那些小婴儿来说，成长对他们来说，不仅在身高、体重、智力这些方面，皮肤的抵御能力也在逐渐成长。当他们皮肤的抵御能力足够强大时，湿疹自然就消失了。所以，请那些还在为2岁之内宝宝的湿疹而苦恼的家长们，放轻松、别紧张！湿疹不会一直伴随您的孩子。哪怕现在看上去有些恐怖，但是这并不会给他们带来瘢痕，也不会给他们日后的生活带来任何影响。

不过我们此处讲的是其他的皮炎和一些常见的刺激性接触性皮炎（比如间擦疹、尿布疹）。变态反应性接触性皮炎在没有行动能力的小宝宝身上很少发生，我们暂不讨论。

而特应性皮炎相对特殊一些。经过明确诊断的小朋友，一定要注意日常护理，在症状严重的时候，积极治疗。婴儿期的特应性皮炎大多会在2岁之内自愈，但也有些会迁延不愈，给未来的生活带来影响。

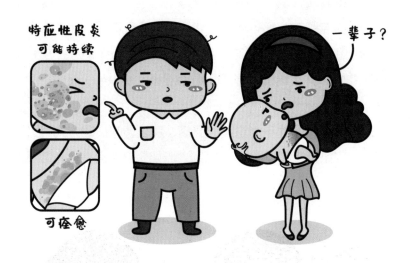

湿疹是不是奶癣

有一天，一个湿疹患儿的妈妈带他来看病。我问她之前孩子有没有患过湿疹，她说孩子小时候出过奶癣，但是那跟吃奶有关系，断奶后就好了，之后才出现了湿疹。那么，"奶癣"到底是什么？不吃奶了就不会有了吗？

"奶癣"这个词，源于我们古代医学书籍的记载。我们可以把它理解为婴儿期的湿疹。至于更详细的内容，古代医籍上并没有具体描述。

知道"奶癣"其实是婴儿期湿疹之后，与奶有没有关系大家心里就应该清楚了吧。看过我们前面的介绍，大家很清楚了：婴儿期的湿疹，最常见的是护理不当、过热、频繁清洗导致的皮肤屏障功能损伤，此外也有由于过敏体质导致的婴儿期特应性皮炎。

如果是特应性皮炎，那么要考虑宝宝是如何喂养的。因为确实有一些宝宝是对牛奶过敏的。如果妈妈母乳不足，因为食用奶粉可能会引发皮肤症状。这类宝宝，在2岁左右可能会痊愈，也可能不痊愈，并且继续发展成儿童期湿疹。所以与"断奶"没有关系。

如果是护理方式不当引起的湿疹，那么调整护理方式就可以了。所以"奶癣"可以说与"喝奶""断奶"之间没有什么必然的联系。

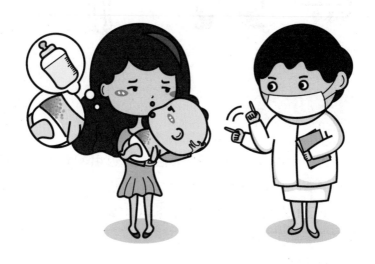

小宝宝有湿疹，需要清胎毒

常有一些爷爷奶奶辈的家长，积极地要求医生给孩子配点儿中药"清胎毒"。还有一些自己有湿疹的准妈妈们，挺着肚子来医院，要求喝点儿中药"清胎毒"，避免孩子出生后患湿疹。

对于这种要求，我都是坚定拒绝的。

"胎毒"这个词几乎是婴儿期各种皮肤疾病原因的统称。然而中医古籍里所说的"毒"，跟咱们现在概念中的"毒"不完全一样。中医学中所说的"毒"，其实指的是致病原因。

关于小婴儿为什么容易得湿疹，咱们前面介绍得很清楚了。所以"吃中药清胎毒"这个方法，实在是太不靠谱了！6个月以内的宝宝，食物只有一种，就是母乳，甚至连水都不需要喝。他们那么一点点小小的胃，还要灌进中药吗？绝不要！

而对于准妈妈来说，顺利生产才是最重要的。产后正常饮食，不要吃很多刺激、油腻的食物，保持良好心情，就可以了。在还未生产的时候，用吃中药的方式来预防孩子患湿疹，既没有道理也没有必要。请放弃这样的想法吧。

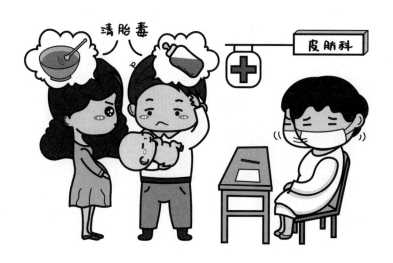

湿疹的前世今生

小结

　　湿疹或皮炎是一大类内容丰富的疾病，可以分为特应性皮炎、接触性皮炎和其他类型皮炎。其中，接触性皮炎又分为刺激性接触性皮炎和变态反应性接触性皮炎。

　　特应性皮炎和变态反应性接触性皮炎与过敏有关，瘙痒程度较为严重。其他类型皮炎与过敏无关，瘙痒程度较轻，甚至没有瘙痒。

　　小婴儿出现皮炎或湿疹的概率高，因为皮肤屏障功能脆弱。随着屏障功能不断完善，湿疹、皮炎可以痊愈或改善。

　　虽然中药在治疗与预防湿疹或皮炎这一大类疾病中有很好的作用，但不推荐1岁以内的小婴儿及孕妇口服中药。如果使用中草药外洗，请到正规医院的中医科开具处方，切忌自行乱用偏方。

用对保湿霜，宝宝湿疹可缓解

咱们已经对湿疹或皮炎这一大类疾病做过了简单的介绍，强调了皮肤屏障功能与湿疹之间的关系。婴幼儿非常容易得湿疹，主要是由于屏障功能损伤。所以保护好皮肤屏障功能，帮助它尽快恢复正常，预防皮肤屏障功能损伤，是咱们治疗、预防婴幼儿湿疹的关键。

有很多家长，一听医生说，"回家多给孩子抹抹润肤霜"，内心就立刻充满怀疑："哟，这什么医生？连药都不会开吗？就让抹润肤霜，润肤霜就能治好病，还来医院看什么？"还有些家长，宁愿选择一些偏方或所谓的"特效药"给孩子抹，也不愿意认真地给孩子涂抹保湿霜。

其实，保湿霜在治疗婴儿湿疹中有很重要的作用，所以我们单独用这一篇来介绍。为什么保湿霜能"治"湿疹？怎么涂抹保湿霜才能有效缓解湿疹？怎么为宝宝选择保湿霜呢？

保湿霜是什么

保湿霜的作用，顾名思义是为了保持湿润。保持什么地方的湿润呢？是保持皮肤角质层的湿润。

保湿霜的终极目标：就是增加（或维持）皮肤角质层的含水量。角质层达到一定含水量，它的屏障功能就能保持正常，自我修复功能也能不断进行。

什么是屏障功能

角质层，是位于我们皮肤最外面的这一层。它非常重要的功能就是屏障功能。当皮肤的屏障功能受到损伤，我们的皮肤就会失去它光泽嫩滑的外表，可能出现湿疹、皮炎的表现，或者其他一些异常表现。

我们之前介绍过了，小婴儿为什么更容易出现湿疹。因为小婴儿的皮肤比成人的皮肤更薄、更易受损，屏障功能还不完善。小婴儿的皮肤留住水分的能力不高，但流失水分的能力很高，因此婴儿皮肤更容易受损伤，更容易变得干燥，更容易出现各种皮肤问题。

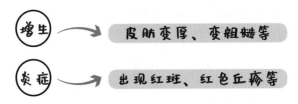

皮肤屏障功能障碍，表皮受损会表现为：

增生 ➡ 皮肤变厚、变粗糙等

炎症 ➡ 出现红斑、红色丘疹等

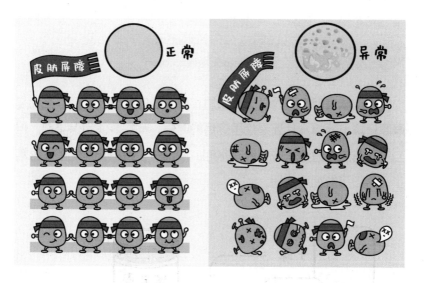

　　皮肤屏障功能恢复，皮肤的损伤恢复正常，可以抵御外界细菌等物质的刺激，皮肤看上去也会湿润、有光泽。

　　保湿剂能通过封包（封闭剂）和吸收水分（湿润剂）这两种方式，保护角质层、促进角质层修复。大多数保湿剂的成分都是封闭剂和湿润剂的混合（咱们成人所用的护肤品也都是这样的）。

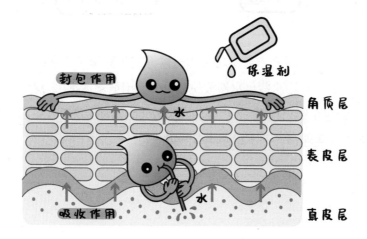

皮肤什么样子的时候可以用保湿剂

当皮肤表现为干燥、出现鳞屑，或干燥的红斑、丘疹，无论是厚厚一块、薄薄一片还是疙里疙瘩的时候，都需要使用保湿剂。但当皮肤有渗出趋势，或已经有水疱、渗出时，就不要再使用保湿霜了，否则可能加重病情。

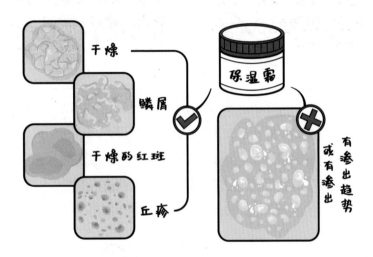

当皮肤上面密布着小丘疹的时候，如果涂抹了过多的保湿霜或者药膏，会让这些小水疱很快破裂，流出很多"水"。这种情况下，使用有收敛作用的药水外洗或湿敷，比如硼酸洗剂或者煎煮中草药外洗更合适，而不是使用保湿霜或药膏。

可以选择的保湿剂有哪些

本篇所说的"保湿剂"，就是我们日常说的婴儿面霜、宝宝霜、润肤露等润肤剂的统称。所以赶紧找出您家里各式各样的"油、霜、膏"，来重新归一下类吧！

按质地分，可以分为膏、霜、乳三大类。怎么区分它们呢？最简单的方法是看黏稠度。越黏越近似固体的为膏；越稀越近似液体的为乳；二者中间的为霜。

无论我们成人使用的保湿剂，还是宝宝专门使用的保湿剂中，通常最常见的就是这些成分。

- 凡士林：封包效果最好的保湿剂。
- 硅霜：不引起粉刺及痤疮，不易引起过敏。
- 羊毛脂：最易被吸收的封包保湿剂，但有时会引起过敏。
- 角鲨烯、神经酰胺、甘油、尿素、玻尿酸：听起来好像很高大上，其实也都是保湿霜的主要成分。

这几种保湿剂什么时候用最好

我们选择保湿剂，主要参考宝宝的皮肤状态，是正常皮肤、干燥脱屑，还是红斑瘙痒？当然，使用的部位（躯干部位、褶皱部位、屁股）、保湿霜使用的季节（干燥季节或潮湿闷热的季节）也要有所考虑。

乳液，最适合的是日常保湿。我们的宝宝没有湿疹，也可以经常使用乳液。一些爱洗澡的宝宝，或是在海边玩耍，长时间泡在泳池、海水中的宝宝，要注意勤抹乳液，保持皮肤的滋润。

乳液质地轻薄、好涂抹，在宝宝洗完澡、皮肤尚未完全干的时候迅速地涂抹全身，可以非常有效地滋润皮肤。它很方便涂抹，而且很少给人"油腻"的感觉，所以宝宝们也很容易接受。但对于湿疹宝宝来说，它太稀薄了，保湿力度不足以帮助湿疹宝宝恢复皮肤的屏障功能，所以，湿疹宝宝在治疗过程中要尽量选择霜、膏。

保湿霜，应该是最常用的保湿剂了。配合治疗湿疹的也是它。通常情况下，它可以全身涂抹。但是要注意，肉嘟嘟的小婴儿、一身小肉褶的小婴儿的皮肤褶皱里，尽量少用保湿霜。如果出现间擦疹，我们要选择质地轻薄、好吸收的保湿剂，比如保湿乳液，一定要避免涂抹之后留在这些小肉褶里"白乎乎一团"的情况发生。

在臀部，我们使用的保湿剂主要是"膏"。因为膏的质地黏稠，阻隔作用好，可以保护这个区域的皮肤不被排泄物刺激。一些特应性皮炎的儿童，在肘窝、腘窝这些部位，皮肤会特别干燥、粗糙甚至增厚，我们在局部为他们涂抹一些膏剂，会更好地促进这些部位皮肤的恢复。

有很多人会说秋冬季节要涂抹一些滋润的保湿剂，而夏季已经很潮湿闷热了，就不需要涂抹保湿霜了。用一些保湿乳液就可以了。其实选择保湿剂，最主要的是要看皮肤的状态。如果宝宝的皮肤一直是干燥的，那么即便是潮湿的季节，也要使用滋润的保湿产品。当然，我们"保湿"的目的是不是真的能达到，除了选对保湿剂的种类，用量也非常重要。

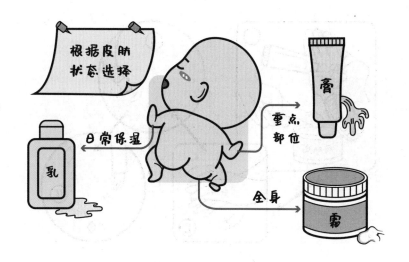

根据皮肤状态选择

日常保湿　乳

重点部位　膏

全身　霜

保湿剂要涂抹到什么程度

在治疗宝宝湿疹的时候，往往需要配合使用大量保湿剂。家长们往往不知道如何把"那么多"的保湿剂涂抹在孩子的皮肤上。有很多人会选择像涂面膜一样，把保湿霜"敷"在皮肤上。这样一来，孩子不仅感到非常难受，而且很容易把这些保湿霜蹭掉。虽然好像是用够了保湿霜，但其实真正起作用的却没有多少。

我们涂抹保湿剂，无论是乳液、保湿霜、润肤膏，涂抹之后，皮肤表面应该是没有残留的。即便是相对浓稠的膏，涂抹之后会显得皮肤油亮亮的，但是，也不会蹭到衣物上。

即使再多的用量，涂抹在皮肤上，一遍遍按揉也很快就被皮肤"吸收"了。家长们需要一些耐心，把保湿霜放在手心里，涂抹在孩子的皮肤上，多按摩几次，直到看不到保湿霜的残留即可。只有这样，保湿霜才能真正发挥它们的功效。

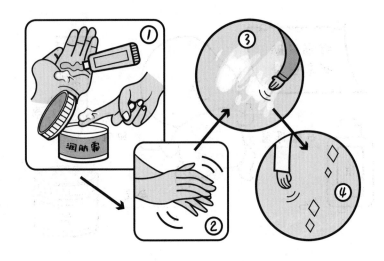

在治疗湿疹、特应性皮炎的时候，常常需要保湿剂联合激素药膏。此时，药膏可以在涂抹保湿剂前后直接涂抹，或者与保湿剂混合后再涂抹。对于面积大且严重的湿疹，或病期严重特应性皮炎的患者，仅仅涂抹保湿霜还不够，还需要"包裹"，才能取得更好的疗效。病情严重时，建议到医院就诊，根据医生的指导来进行护理。

保湿剂用多少量才能起到缓解湿疹的作用

根据文献报道，要想达到修复皮肤屏障功能的作用，每周需要使用150～200克的保湿剂。如果换算成50克一支的保湿霜，那么一周要用完3～4支。

这个数字听上去挺明确的。但是这么多的保湿霜是给6个月大的宝宝涂，还是给7岁的孩子涂呢？要知道，他们的皮肤面积可是相差很多的呢！这么一想，是不是觉得这个"标准"，其实不那么标准？

对于保湿剂的使用剂量，暂时没有特别严格地精确到多少克、应用到多大面积的规定，但这并不影响我们使用它，并使它满足我们"修复、维持皮肤屏障功能正常"的要求。

判断保湿剂使用量够不够，主要看皮肤的状态。如果每日涂抹1～2次保湿剂之后，皮肤仍然是干燥、脱屑的状态，那说明保湿剂使用的量不够。需要增加涂抹的次数，或是用量，以达到皮肤"滋润"的状态。

针对不同年龄、不同病期的保湿霜用量差异很大，大家掌握上面的原则，适度调整用量就可以了。对于辅助治疗湿疹，在使用保湿剂这件事儿上，我们要做到心中有数，那就是：每周150～200克可以作为一个参考量来使用，而保湿剂用太少是体现不出它的作用的。

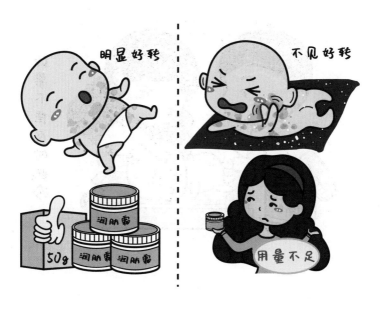

认真使用保湿剂来缓解湿疹，是因为保湿剂可以保护我们皮肤的屏障功能，同时可以帮助受损的屏障功能恢复正常。

给宝宝选择一款合适的保湿剂，认真涂抹，保持宝宝的皮肤滋润是我们使用保湿剂的终极目标。在涂抹的时候，爸爸妈妈们要有足够的耐心，为宝宝按摩，直到保湿霜完全被皮肤吸收。

对于湿疹宝宝，保湿剂的使用量要足够。在治疗过程中，还要配合药膏的使用。但是遇到皮肤渗出的情况，要先控制渗出，此时不能够使用保湿剂。当宝宝湿疹严重，家长给孩子涂抹保湿剂和药膏效果不佳的时候，一定要到医院就诊。

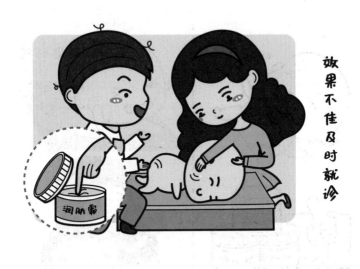

效果不佳及时就诊

宝宝的小肉褶红通通该怎么办

刚出生的小宝宝都肉滚滚的，十分可爱，他们身上的小肉肉堆起来的样子，就像一个米其林娃娃。但这些肉肉之间的小褶皱中，皮肤常常容易红通通的，我们叫它"间擦疹"。"间擦疹"，顾名思义，是发生在间擦部位的皮炎或湿疹。在成年人中，它常常出现在颈部、腋下、乳房下以及一些肥胖人士的腹股沟、腹部。小婴儿的间擦疹，完全跟随着"褶皱"出现，而这些褶皱出现的部位往往出人意料，比如手腕、脚腕处，甚至大腿。大家看看米其林宝宝的图，相信一下就能理解这是为什么了。

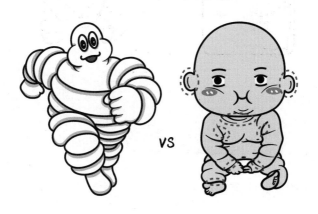

VS

由于间擦疹在婴幼儿身上特别容易出现，而且治疗起来与其他的皮炎或湿疹相比，有一些特殊的注意事项，所以我们单独来跟大家介绍一下。

间擦疹，看起来是一片红斑，有时在红斑的周边会有一些小丘疹。这些红斑，有时表现为很干燥，上面有一些细碎的鳞屑，有时则会潮乎乎的，甚至会散发出一些不太美好的气味。有时，伴有细菌感染或是真菌感染，还可能见到黏液和黄色的痂。更严重的时候还会出现浅表的溃疡。

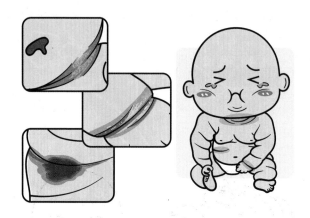

为什么小宝宝容易出现间擦疹

一个原因是小宝宝身上的"褶皱"太多了。另外，爸爸妈妈们对宝宝呵护倍至，常常把他们裹成"粽子"，因为潮湿、热而出汗，汗液刺激皮肤，加之宝宝本身皮肤的屏障功能就很脆弱，于是很容易就会出现红斑、丘疹这种皮炎或湿疹的改变。这其实与尿布疹、口水疹出现的原因是类似的。

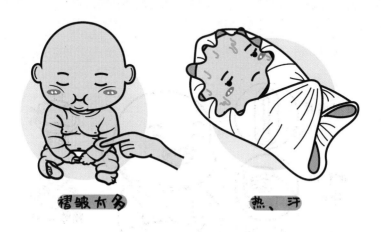

褶皱太多　　　　　　　　热、汗

如何缓解间擦疹

　　了解了间擦疹出现的原因，我们很容易就知道如何处理了。首先要做到的是，保持局部皮肤干爽。

　　干爽，绝不是皮肤干燥、脱屑的那种状态。我们知道，如果太热了、出汗太多了，这些褶皱部位就会潮乎乎的。有些朋友听说，要保持这个地方"干"，于是反复清洗，再擦干，甚至用非常刺激的肥皂来清洗这个地方，因为他们觉得用肥皂洗完皮肤可以干燥、紧绷。但是这样做，并不能解决问题，而会适得其反，更加重皮肤屏障的破坏。

　　保持皮肤干爽，要注意控制宝宝身体的温度。不要一味担心

"宝宝太冷"，把宝宝裹得严严实实。宝宝出汗减少了，间擦疹就不那么容易出现了。

如果宝宝皮肤的褶皱处仍然潮乎乎的，我们可以用柔软的毛巾擦干这些部位，保持该处皮肤的干爽。同时，我们也可以在这个部位涂抹一些炉甘石洗剂，尽量不要在褶皱的部位涂抹爽身粉，避免"和泥"。

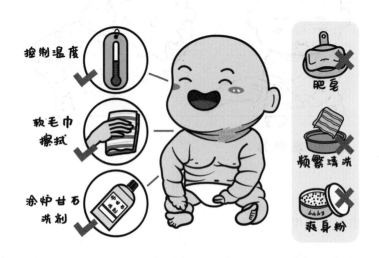

其次，保持皮肤干爽的同时，也要保持皮肤一定的滋润度。简单地讲，就是要涂抹保湿剂，每日2～3次。褶皱部分涂抹保湿剂，可不能涂太多，避免保湿剂堆积在这些地方。乳液是比较适合涂抹在皮肤褶皱处的保湿剂。

如果我们在褶皱处已经涂抹过炉甘石洗剂，在涂抹润肤霜前，要用柔软的湿毛巾把炉甘石的白色粉末轻轻擦掉。然后洗干净手，用手指蘸上乳液，均匀地涂抹在宝宝皮肤的褶皱处，让乳液全部被吸收。相比用棉签涂抹，我更推荐用手指来涂抹，手指的感觉和棉签完全不同，大家自己尝试一下就知道了。我想作为小宝宝也会更喜欢家人暖暖的手指来按摩的感觉吧！

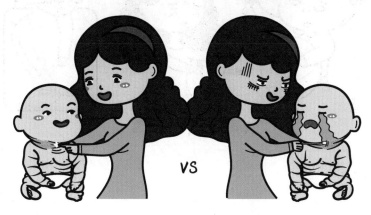

如果间擦疹比较严重，红斑、瘙痒会让宝宝时常烦躁、搔抓，我们可以像处理其他皮炎或湿疹类疾病时一样，涂抹激素药膏。在涂抹激素药膏之前，仍然要注意前面所提到的问题：保持皮肤干爽，用润肤乳液保持皮肤滋润。

本篇文章开始时提到的，有些宝宝的间擦疹会出现黏液和黄色的痂，甚至还会散发出一些难闻的气味，说明有可能伴随着细菌或是真菌感染。在处理这样的"小红褶皱"时，我们要先清理分泌物，再配合使用相应的药膏来进行治疗。

如果经过认真处理，宝宝的小红褶皱在1～2周内仍然没有好转的趋势，请一定要带宝宝到医院来找皮肤科医生治疗哟！

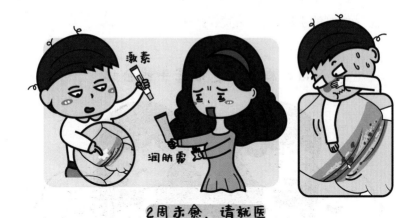

2周未愈，请就医

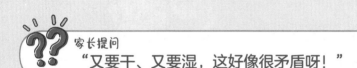

家长提问

"又要干、又要湿，这好像很矛盾呀！"

　　我们的皮肤看似很坚强，其实，太湿了也不行，太干了也不行。用专业一点的话来描述就是，皮肤屏障功能是否完好，取决于角质层适度的含水量。适度，就是指：多了也不行，少了也不行。含水量太多，皮肤就会剥脱。所以我们要保持"干爽"，可以减少太多液体的浸泡和对皮肤的刺激。而涂抹乳液，是为了保证和促进受损的皮肤屏障功能尽快恢复正常。所以"干"和"湿"其实毫不矛盾。

　　好啦，关于解决宝宝"小肉褶红"的问题，既要保持褶皱处皮肤的干爽，又要保持皮肤的滋润度，看过以上介绍，是不是完全可以掌握了呢！

小宝宝屁股红是一件特别常见的事，为什么孩子总会出现屁股红呢？是不是尿布过敏？为什么更换了尿布，没几天又出现了？新手爸妈常常对这些问题一筹莫展。我们就来为大家介绍一下"宝宝红屁屁"这件事。希望读过下面的内容之后，您再也不用担心宝宝会出现"红屁屁"了。

红屁屁的学名其实叫尿布疹或者尿布皮炎，它属于湿疹或皮炎这一大类疾病中的接触性皮炎。大多数尿布皮炎为刺激性接触性皮炎，顾名思义，多数是由于尿液、粪便、汗液等对皮肤产生的刺激而导致的；也有很少部分是因为尿布或者其他接触物的成分引发的皮肤过敏，属于变态反应性接触性皮炎。

有人做过研究，宝宝在出生后的3个星期内是不会出现尿布皮炎的。尿布皮炎的发生时间是从出生后3～12周开始的。最常出现尿布皮炎的时间，是宝宝出生后7～12个月。

发生尿布皮炎的原因，跟发生湿疹的原因一样。小宝宝的皮肤，比我们成人的皮肤脆弱，皮肤屏障功能的损伤，是产生这些皮肤问题的主要原因。

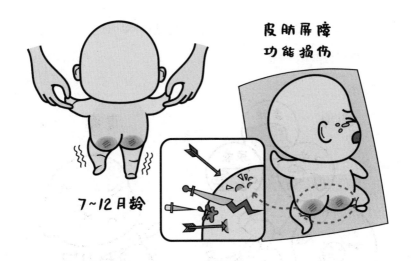

皮肤屏障
功能损伤

7~12月龄

哪些原因会损伤尿布区的皮肤

浸泡

我们知道，孩子的皮肤都是水嫩的，这是因为他们的皮肤含水量高。但是含水量太高，皮肤反而会变脆弱，很容易剥脱。同时含水量过高的皮肤，更有利于刺激物的弥散。所以，小宝宝的皮肤，是一种很容易吸收外来物质、受到外来物质刺激的脆弱的皮肤。大家想想，一个厚厚的纸尿裤，或者几层厚厚的棉布，捂住宝宝的屁股，得把多少水分"关"在里面？汗液呢？尿液呢？粪便呢？时间长了，这些物质对宝宝屁屁区域皮肤的损伤就形成了。

摩擦

尿布不像衣服，衣服可以松松垮垮地穿在身上，为了不让尿布掉下来，需要绑得稍微紧绷一些。在腰部、大腿、屁股、生殖器这些凸起的部分，皮肤会与尿布发生摩擦。这种摩擦也会导致这些区域的皮肤更容易出现损伤。

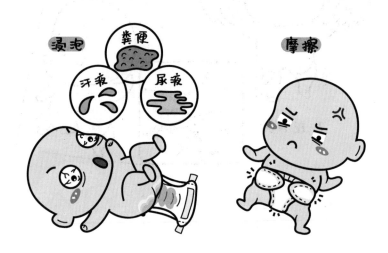

尿液刺激

新生儿的排尿频率是每24小时20次以上。到了1岁左右，每24小时排尿大概7次。小宝宝每天如此频繁排尿，尿液对皮肤的影响绝对不能忽视。我们的皮肤是弱酸性的，pH大约在5.5，尿液的pH越高（碱性越高），宝宝就越容易出现尿布皮炎。当尿液和残留在尿布上的粪便成分发生反应的时候，产生的刺激物也会对皮肤产生刺激。

粪便

粪便中含有很多酶，这些酶就是刺激皮肤的物质。粪便的pH越高，接触过粪便的皮肤其屏障功能损伤越严重，这些酶对损伤皮肤的刺激就会更加严重。粪便的pH取决于宝宝的饮食。牛奶喂养的婴儿其粪便的pH相对于母乳喂养的宝宝而言更高。腹泻时粪便的数量增多，这些刺激性物质也就增加了，因此腹泻期出现尿布皮炎的概率会增加。

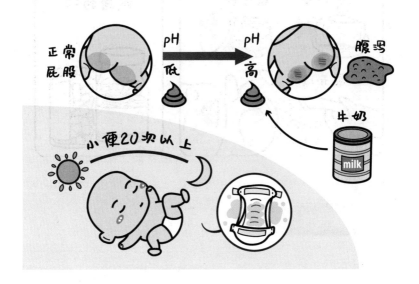

错误的护理方式

有些家长发现孩子的屁股红了，觉得一定是自己疏于护理，于是每天给宝宝清洗，用肥皂直接清洗宝宝屁股，或者为了保持干爽使用痱子粉。这些行为都只会加重红屁屁。

每天洗屁屁真的不是一个好习惯，无论对男宝宝还是女宝宝都是一样的。屁屁这个部位的清洗，请参考咱们介绍"洗澡"的部分。正确的做法是在洗澡时顺便清洗。

抗菌药物的使用

有些宝宝得了内科病，比如肺炎，需要进行抗菌药物的治疗。广谱抗菌药的使用也可增加尿布皮炎的患病概率。

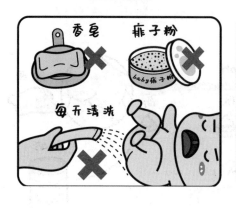

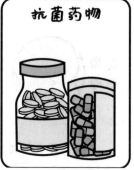

红屁屁都长什么样儿

下面我们来看看"红屁屁"到底是什么样子的?

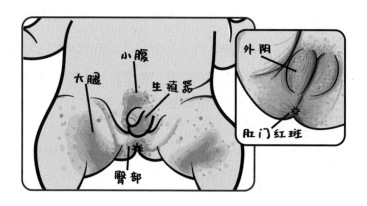

　　最典型的尿布皮炎的表现,就像上面图中一样,均匀的一片红斑,集中在与尿布摩擦的皮肤处,比如臀部、生殖器、小腹、外阴、大腿上部。腹股沟这样的褶皱处,通常不会出现红

斑，严重时也可能出现。如果宝宝经历过短暂的腹泻，那么在肛门处也很容易出现红斑，尽管肛门这个地方很少会跟尿布进行摩擦。

如果时间比较长了，还可以看到一些细小的鳞屑。再严重些，可能局部会出现一些小的溃疡。有时，当小男孩的龟头受到影响时，还可能影响排尿。但请家长不要担心，这些只是暂时的。

选好尿布，减少红屁屁的发生

尿布皮炎，之所以叫这个名字，说明"尿布"扮演着很重要的角色。那么该如何选择尿布呢？什么样的尿布比较好？纸尿裤还是传统尿布？

答案是：**纸尿裤。**

科技进步就是为了改变人类生活的。**纸尿裤吸水性更好**，吸水之后表面还能保持干燥。同时，**纸尿裤的通透性更好**，避免身体的水分、汗液、尿液潴留在皮肤上，从而减少了这些物质对皮肤的刺激。这一点，传统尿布远远达不到。除此之外，纸尿裤在使用的方便程度上，也远远强于传统尿布，更容易进行更换。

有多少妈妈、奶奶洗尿布，洗出了手湿疹？如果您坚决选择传统尿布，那么建议您使用低刺激的清洗剂、用洗衣机清洗。不仅是为了保护妈妈们的双手，更重要的是因为洗衣机可以更均匀地清洗及漂洗。尽量使用洗衣机甩干之后晾干，而不是直接晾干，这样能保证尿布的柔软，从而减少尿布与皮肤间的摩擦。

另外，无论您选择哪种尿布，都请注意勤更换。我们前面讲过了，越小的宝宝每日排尿的次数越多。尽管现在的纸尿裤吸水性、透气性都很好了，但是，为了避免出现红屁屁，请一定勤更换。如果发现已经频繁更换了，红屁屁仍然没有改善，那么请试试换一个品牌的纸尿裤。需要特别注意的是，大便之后要立刻更换纸尿裤。

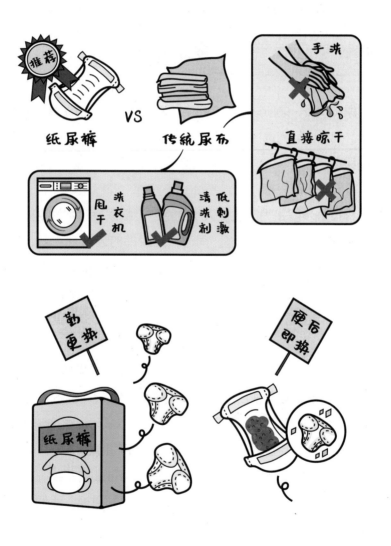

保护皮肤，阻隔刺激最重要

对湿疹或皮炎的治疗，认真、足量涂抹保湿霜就是很好的方法。在尿布皮炎上，这一点也是相同的。保湿霜的作用，就是保护皮肤的屏障功能，同时还可以隔绝水或粪便对皮肤的进一步刺激。

针对尿布皮炎的保湿霜（护臀膏）要比普通保湿霜更油腻、阻隔效果更好。可以选择主要成分为白软石蜡、凡士林或者氧化锌的"护臀膏"。我们通常使用在面部或者身体的润肤乳液，对缓解红屁屁的效果就不是那么好。

如果宝宝屁屁很红，在每一次更换尿布时，先将这些保湿霜均匀涂抹在红色的皮肤上，再穿上尿布。小男孩的生殖器部位也可以涂抹，只涂抹在包皮上即可，切忌生硬地拨开包皮涂在龟头上。

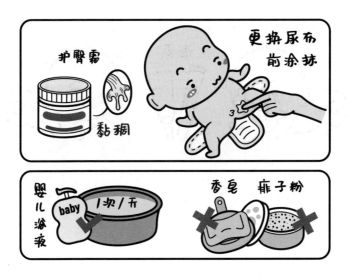

由于这些保湿霜质地黏稠，使用清水无法彻底清洁，建议使用婴儿沐浴液清洗，每日清洗一次即可。不要用肥皂清洗，不要反复多次清洗，也不要在尿布区使用痱子粉。

控制炎症，有效缓解

与治疗湿疹或皮炎一样，当纠正了导致红屁屁的原因并使用保湿霜之后，仍然无法缓解，就要考虑使用药膏来治疗了。

最有效的药膏，当属糖皮质激素药膏。一些含有中药成分的药膏也有疗效，大家可以根据医生的推荐来选择。在皮肤红而瘙痒严重的时候，激素药膏能更快地缓解宝宝不适的症状。短时间外用激素药膏并不会出现那些"令人恐惧"的副作用，大家不要因此而固执己见，让宝宝痛苦难耐。需要提醒大家的是，在使用药膏进行治疗的时候，也不要忘记同时配合使用护臀膏。

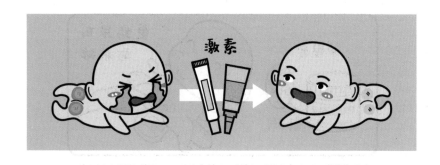

另外，小屁屁这个部位，潮湿且有粪便、尿液这些排泄物，很容易感染白色念珠菌。当出现白色念珠菌感染时，还需要配合外用抗真菌药物。关于这个问题的判断，需要交给皮肤科医生。咱们自己不要一开始就把所有的药膏都给宝宝涂抹上。

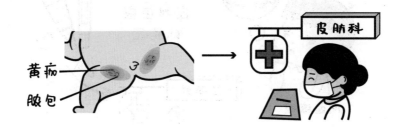

现在我们来小结一下应对宝宝红屁屁的方法吧！

当宝宝出现屁屁（生殖器、肛门、外阴、臀部、小腹、大腿根部）红的时候，我们首先得推测一下原因。

尿布的问题
- ☐ 尿布是不是透气性不好？
- ☐ 是不是尿布勒得太紧？
- ☐ 是不是没有勤更换？

护理的问题
- ☐ 有没有过度清洗宝宝的屁屁？
- ☐ 有没有乱涂"痱子粉"？

宝宝身体的状态
- ☐ 最近宝宝是不是在拉肚子？
- ☐ 有没有生病吃"消炎药"？

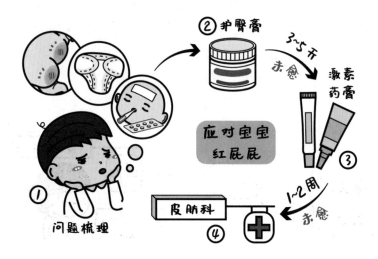

② 护臀膏

3~5天 未愈

激素药膏

应对宝宝红屁屁

③

1~2周 未愈

皮肤科

④

① 问题梳理

　　如果有以上方面的问题，我们一一进行处理，同时加强护理，为宝宝涂上护臀膏。如果经过3～5天，没有好转，或者发现瘙痒、皮肤红斑的情况加重、面积扩大，此时我们可以在外用护臀膏的基础上，加上药物治疗。

　　当您注意了上面提到的所有问题，很认真地为宝宝抹过护臀霜、药膏，1～2周之后，仍然没有任何缓解的迹象时，请不要犹豫，一定带宝宝来医院看看。虽然红屁屁是非常常见的疾病，但有一些跟它长得很像的疾病，还需要由医生来进行鉴别。

新生宝宝哪些皮肤问题不用愁

每一个刚来到这个世界上的宝宝，都多多少少会有一些特殊的皮肤表现。这些和我们成年人皮肤不一样的表现，给很多家长带来焦虑。但这其中的很多表现，会随着孩子成长慢慢消退，它们不会对我们的宝宝带来任何影响，我们只需要给予充分的时间等待着它们消退就可以了。

一些奇怪的小疙瘩（丘疹、脓疱）

粟丘疹

40%~50%的新生儿都会出现粟丘疹，主要发生在头面部和头皮，在身体的其他地方也有可能出现。它们是直径2mm左右的，一个一个、孤零零的、白色光滑的小丘疹。有时候是寥寥几个，有时候可能很多。这些小白点其实就是一些堆积的

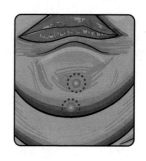

角质碎片，无需处理。随着时间推移，它们会逐渐消失。如果不想等它自行消退，可以用小针尖将它挑破。挑破之后会发现，里面是一个很坚硬的小白球。

马牙

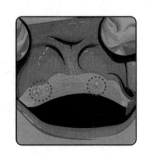

又叫作上颚囊肿（Epstein's pearls），是分布在上颚中线两旁及齿龈边缘的灰白色、黄色的小丘疹。可以独立存在，也可以凑成一团。64%~89%的新生儿会出现，在白种人宝宝身上更常见一些。它的组成和粟丘疹相同。在小婴儿5个月左右大的时候，它们会逐渐消退。

会阴中线囊肿或包皮囊肿

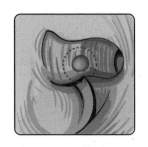

无论发生在女孩子还是男孩子身上，这都是一种良性的表现。但是男孩子更容易出现。有一些囊肿逐渐消退后成为黑乎乎一片（色素沉着）。通常，无需处理，它会慢慢消退。但是在这些囊肿面积很大或者出现感染的时候，是需要手术切除的。

皮脂腺增生

在21%~48%新生儿中都会出现皮脂腺增生，主要集中在鼻尖和上嘴唇。因为这些部位是皮脂腺密度最大的部位。皮脂腺增生是一群小小的、光滑的、黄白色的小点点。在这些小点点周围，并没有红斑围绕。出现它，是因为胎儿在子宫中受到了雄激素（无论是来自妈妈还是来自小婴儿本身）的刺激，使皮脂腺量过度增加。在早产儿身上比较少发现这种现象。基本上经过1周的时间，它们就会逐渐消退了。

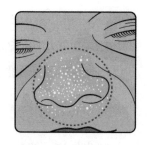

新生儿中毒性红斑

名字听起来挺恐怖的，其实和"中毒"一点关系都没有。这种情况，在7%~41%的足月新生儿身上都会出现。它们大多在宝宝出生后的24~48小时出现，也有少数是宝宝出生时就出现的。

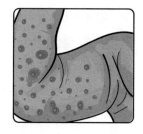

它们表现为稍微隆起的、黄色的小丘疹或脓疱，直径1~3mm。边缘是不规则的红斑或风团，直径1~3cm。看起来类似跳蚤叮咬。通常都是一个一个的，零散分布的。严重的时候，也可以融合成片。首先会出现在面部，之后遍布躯干和四肢，除去掌跖部位，其他地方都可能出现。通常在宝宝出生后7天之内就消退了。

新生儿痤疮

新生儿痤疮和脂溢性皮炎真的是太常见了。它们在宝宝出生时就可能出现，有些会在出生后的前几周出现。表现为额头、面颊、胸前、上背部的一些小红丘疹、脓疱，看上去和红痱很难区

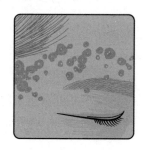

别。6周左右，新生儿痤疮会逐渐消退，但也有一些会持续存在。

如果新生儿痤疮的脓疱多而密集，还是要进行治疗，以免留下小凹坑一样的痤疮瘢痕。

喂喂喂的产物——吸吮水疱

我们知道，吸吮对新生儿来说是非常重要的行为。当他们用力吸吮乳头的时候，他们的嘴唇因为用力及反复摩擦出现这样的水疱。

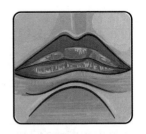

当他们没有妈妈的乳头可以吸吮的时候，常常会对自己"下嘴"。于是在小手臂，有时小脚丫上可能出现一些水疱。通常这样的小水疱只发生在一侧肢体上，有些水疱会破溃，之后变成厚厚的一块皮肤，看上去像"茧"一样。

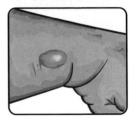

适当调整宝宝的习惯，给个安抚奶嘴，这个问题就解决了。

皮肤颜色的变化

对于新生儿来说，皮肤颜色的改变，也是非常常见的。

黑黢黢

蒙古斑

86%的亚洲宝宝出生时会出现。它表现为腰骶部、臀部的圆形或者不规则形的浅灰蓝、暗蓝或者褐色的斑片。这是由于胎儿发育

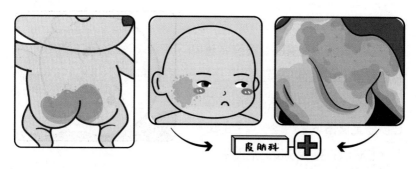

时一些黑素细胞没能完成"穿越"，停留在了真皮层里。随着时间推移，几年之后，这些斑片就会消退了。所以，是不需要任何治疗的。

需要提醒大家的是，出现在面部、肩部、上臂的类似这种暗蓝色、暗褐色的斑片，是不会自行消退的。大家需要带孩子到医院的皮肤科进行一系列的检查、治疗。

暂时性色素加重

有时我们会看到一些宝宝出生后出现：黑黢黢的外阴（阴唇或阴囊）、小腹、乳晕、腋窝、手指尖。这是由于宝宝在子宫中受到黑素细胞刺激激素（MSH）

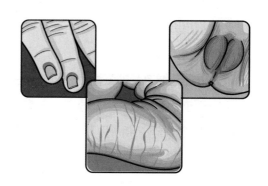

的刺激导致的。还有一些表现为腹部、腰背部、四肢的花纹。这些暂时性色素加重的情况，都会在出生后6个月内逐渐消失。

脏兮兮

新生儿黄疸

新生儿黄疸相信没有妈妈会陌生。宝宝血清中，短暂的胆红素升高，会让宝宝表现为黄疸。除了皮肤黄，巩膜也是黄的。黄疸会随着胆红素的正常而恢复正常。

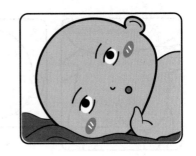

还有一些，由胎粪沾染胎脂而在皮肤上遗留下来一些棕黄色的斑片，它们会在宝宝脱皮之后消失。

红彤彤

小宝宝从子宫跑出来看世界。他们离开温暖的子宫，到了新的环境中，起初是非常不适应的。此时，他们稚嫩的血管还不能正常的工作，血管收缩的异常导致皮肤看上去有些异样。

遇到寒冷时，会容易出现手足末端甚至嘴唇出现紫暗（发绀）。这在早产儿身上会更加明显。当环境温暖了，这种现象便会逐渐缓解。

先天性毛细血管扩张性大理石样皮肤

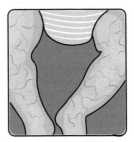

由于血管收缩功能的异常，一些宝宝的血管会看起来特别明显。血管网错杂分布，皮肤看上去像是遍布了大理石的花纹。

"小丑"皮肤颜色变化

还有一种因血管收缩异常导致的皮肤表现，被称为"小丑"皮肤颜色变化。大多出现在早产儿，以及10%的足月新生儿身上。在宝宝出生后2~5天内出现，大约会持续3周。

为什么叫这个名字呢？因为小丑的衣服是左右两边颜色分明的，中间的界限是清晰的。

看这张图中，当宝宝侧躺时，一部分血液流到身体的一侧，中间有一条明显的分界线，看上去是不是很像小丑的衣服？

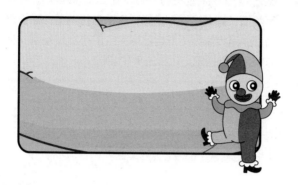

鲑鱼色斑

有22%的亚洲宝宝会出现图中的表现。这些淡红色的斑片出现在额头、上眼睑和枕后部，我们称之为"鲑鱼色斑"。出现在上眼睑的，还有个好听的名字叫作"天使之吻"，出现在枕后部的被称为"鹳吻痕"。大多数都是可以在数月或数年后逐渐消退的，但是，也有25%~50%后枕部的红斑是无法消退的。在眉心的红斑，更容易持续到成年。

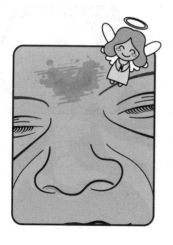
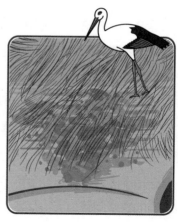

需要区分的是鲜红斑痣，它是一种血管畸形。它的分布，比咱们上面提到的这几种"小红斑"都要广，并且会随着年龄增长逐渐变深、增厚，无法自行消退，需要进行激光治疗。当大家拿不准自己家宝宝的小红斑是哪一种情况的时候，请到医院，让医生来帮忙吧！

皮肤质地的变化（胎脂、脱屑）

宝宝在子宫里的时候，都有这层油腻腻的、白乎乎的油脂保护着，它的名字叫作"胎脂"。宝宝出生后，医生护士们就会把这层胎脂清洗掉，稍有残留也没有关系。随着日常的清洗，逐渐就脱落了。不需要用清洁剂大力清洗哟！

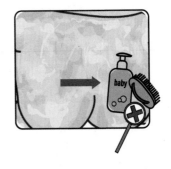

大多数的足月宝宝会在出生后24~48小时出现脱皮。我相信每一个妈妈都见证过"小蛇蜕皮"的过程。这个过程，关注就好，不需要干涉。过不了几天，他们就变得光溜溜的了。

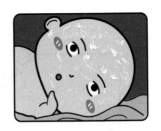

阅读完本篇的内容，是不是心里踏实多了呢？初为父母都是既兴奋又紧张的，但是千万不要因为宝宝的一点点皮肤问题就焦虑，甚至企图使用"各种方法"进行治疗。有些错误的治疗，可能会给宝宝带来很大的影响。对于我们本篇中讲到的这些问题，大家认真观察就好。让时间治愈一切吧！

乱治胎记多可怕

　　我小时候看过一个小说，就叫《胎记》，对主人公不遗余力地要把妻子脸上的胎记弄没这件事儿至今记忆犹新。成为一个儿童皮肤科医生之后我却发现，这种事的发生实在是太常见了，由于自己对疾病不了解，竭尽全力为孩子去掉"胎记"，而导致孩子残疾、毁容的事例不胜枚举。一想到，我就十分痛心。

　　本篇为大家介绍胎记，以及正确对待它们的一些方法，希望大家能够有所收获。如果碰到自己的孩子出生时，有着影响较大的胎记，请别忘了，皮肤科医生可以给您提供非常有帮助的建议。

什么是胎记

　　"胎记"是个民间说法，在我们的教科书里并没有这样一个章节来统一介绍。

　　怎么界定"胎记"呢？先天性的皮肤疾病有许多，有一些只是皮肤上的表现，其中的一些会随着成长逐渐消退。还有一些并未在出生时就出现，而是逐渐表现出来，或者从出生开始出现，此后不会变化。也有一些，除了皮肤上有特殊的表现之外，还对骨骼、肢体甚至生长发育造成影响。

这些皮肤"疾病"或者是皮肤上的"异常表现"，有些是新生儿都可以出现的良性的变化，有些则是与自身的基因变异相关。

我们所介绍的"胎记"，讲的是那些常见的、良性的、新生儿都可能出现的，甚至可能是暂时性的、与基因变异没有关系的皮肤表现。

有些文章把"胎记"分为"血管类"和"色素类"。这些词汇，皮肤科医生们可能很了解，但是大多数人对这样的描述可能并没有什么概念。我们用一种非常简单的方法：按颜色来分类，把它分为红、白、黑三个大类，大家一看就能记住了！

红色胎记的正确处理

红色系列，有这么两大类：鲜红斑痣和婴儿血管瘤。

鲜红斑痣

鲜红斑痣，并不是痣，而是血管畸形。所谓畸形，就是长得不顺溜儿，那么它们就没法像正常的血管一样，埋藏在皮肤下面，而是凸显出来，看上去红红的一片。

就像图中这样，是不是很眼熟？

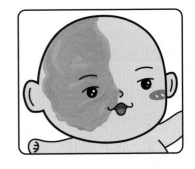

鹳吻痕、天使之吻

鲜红斑痣特别常见。其中的一类，有30%～40%的小婴儿出生时都会有。因此人们给它起了很多名字，比如"鲑鱼斑""天使之吻""鹳吻痕"等。

鲑鱼大家都知道，就是三文鱼嘛，颜色是橙色的，所以"鲑鱼斑"的颜色大概就是像三文鱼的颜色。虽然是"鲜红斑痣"的一种，但颜色并不鲜红。它表现为扁平的、橙色或深粉色的斑片，最常在后颈部、印堂、额头、上眼睑处出现，有时也会出现在鼻尖和鼻翼。出现在后颈部的被称作"鹳（guàn）吻痕"，出现在印堂、额头的被称为"天使之吻"。

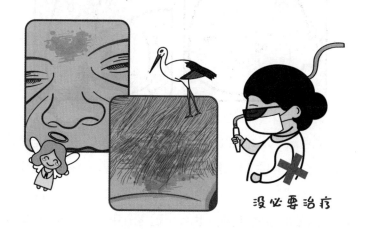

没必要治疗

虽然把它归类为血管畸形，但是，有人认为它其实并不是血管畸形，而是新生儿血液循环不成熟的一种表现。它与任何疾病都没有联系。

95%的面部鲑鱼斑在出生后1～2年之内消退，不过在大哭时、用力时、屏住呼吸时也有可能若隐若现。"鹳吻痕"也可以消退，但是有25%～50%不能消退。考虑到本身颜色就不明显，头发还可以遮盖住，所以，对"鹤吻痕"没有治疗的必要。

葡萄酒色斑

另一种鲜红斑痣，颜色就深一些了，因此被命名为"葡萄酒色斑"。大家一听名字就理解了，葡萄酒的颜色与三文鱼确实是不一样的。

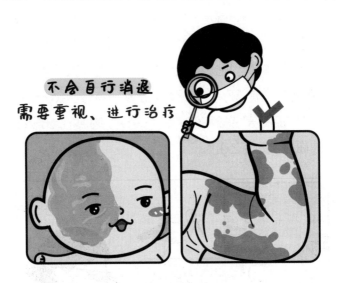

葡萄酒色斑表现为粉红色或者深红色的斑片，一开始与婴儿血管瘤很难区分。但是，与婴儿血管瘤不同的是，它并不会在出生后1个月内迅速变厚、扩大，而婴儿血管瘤的发展则非常迅速。

葡萄酒色斑颜色会加重，也会出现逐渐变厚、结节（有些也不会），这个过程是逐渐发生的，持续的时间可以以年来计算。

它不会自行消退，对美观也存在影响，并且还有可能提示一些先天性的疾病。如果孩子出现这样的皮肤表现，请到医院就诊。

针对单纯的红斑，激光和染料脉冲光治疗效果都不错。至于进行治疗的年龄，有研究表明小于1岁效果好，也有的研究发现治疗效果与年龄并没有相关性。

可以在上幼儿园之前进行这样的治疗，以方便孩子更好地融入集体生活。

婴儿血管瘤

还有一种情况，看起来也红通通的，但是跟上面所说的情况却截然不同！

这种看起来真的是"鲜红"，还颇有一些"痣"的样子，但它并不是鲜红斑痣，而叫作婴儿血管瘤。被称为血管瘤，说明它是肿瘤。它是婴儿最常见的良性肿瘤，有4%～5%的发病率，女性是男性的3倍。

它的表现就像图中的样子：充血性的斑片或斑块。在出生后5～7周内，它会迅速地变大（增殖），在出生后3个月内会增殖到最大，出生后6～9个月后增殖速度逐渐减慢，然后在未来几年内逐渐消退。

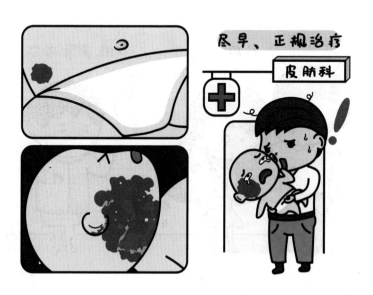

"逐渐消退"，看起来令人感到乐观，如果出现了，就等着消退吧，可是也得分情况。

别忘了，它会迅速增殖，谁也不知道它能长大到什么程度。如果在重要部位，它的迅速增大可能会影响重要器官。如果它太大了，表面又是那样脆弱，很容易出现破溃或不愈合。那么想象一下，愈合之后，是不是会留下一个大大的瘢痕？如果一个大大的瘢痕在脸上呢？在嘴周围呢？在生殖器上呢？在关节部位呢？

根据婴儿血管瘤的面积大小和所处部位，将婴儿血管瘤分为低风险、中风险、高风险3个级别，需进行相应的治疗。比如单纯观察、等待自行消退；外敷药物、激光控制增殖；口服药物控制增殖。

孩子出生后3个月内为治疗的黄金期。一旦判定需要治疗，越早越好。对于高风险的婴儿血管瘤，治疗最好在出生后4周内，治疗方式是口服普萘洛尔。

大家一看到"口服"，肯定就慌张了。"那么小的孩子，一定要吃药吗？"

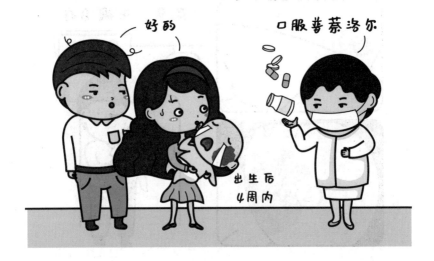

这是所有家长面对这种情况时首先会抛出的问题。答案是：是的。

北京儿童医院皮肤科对这个疾病口服药物治疗观察了近10年，临床效果非常好。在认真监测、认真随诊、严格执行医嘱的情况下服用这个药物，没有危害，同时，对婴儿血管瘤的控制效果非常好。可以有效地避免因为肿瘤增殖导致的重要器官功能丧失、容貌肢体残毁。

严重的婴儿血管瘤，在正规的指导下，根据病情，口服药物治疗1～2年，几乎可以让孩子恢复正常。

想象一下，如果不口服药物进行治疗，任其发展或是采取不正规的治疗，面部一大半都是红红皮肤的容貌，会给一个孩子带来怎样的未来呢？抛开容貌不谈，肿瘤过度增殖如果影响眼睛和口唇，那么治疗起来是不是更加困难呢？

在对疾病的危害和治疗方法有一定了解后，面对这种情况的时候，就不那么难做决定了。

白色胎记的正确处理

白色胎记，想象一下就知道，它们至少是白色的。皮肤上出现白色的痕迹，原因可能有很多种，"白癜风"恐怕是大家最熟悉的了。很多时候，白色胎记会被"误认为"是白癜风。那么，究竟白色胎记有哪些？它们与白癜风有什么不同呢？

伊藤黑素减少症 & 无色素痣

这个名字听起来挺复杂的，但其实看起来没什么特别。它可能在宝宝出生时就出现。也可随着孩子的生长，逐渐在新生儿期、幼童期显现出来。

它有一个特征性的表现，就像是两种颜色的橡皮泥一开始混合在一起时候的样子，相信您一定能想象出来。

它在躯干、四肢比较常见，一般都是线状的、螺纹状的，可以只在一侧躯体上出现，也可以两侧都有。

如果是斑块状的，那么我们就叫它"无色素痣"，就是"斑块版"的伊藤黑素减少症。

虽然无色素痣的名字中是"无色素"，但其实并不是没有黑素，只是黑素减少。它的位置很固定，出生时长在什么地方，此后就一直在那里，不会有巨大变化。

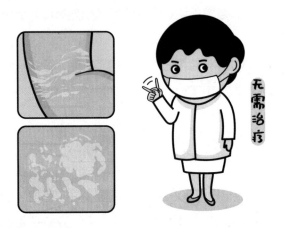

无论是伊藤黑素减少症还是无色素痣，都是"花花的"，一点也不均匀，边界更是乱七八糟。如果说它们与白癜风有什么不同，这一点应该是再明显不过了。它们都与色素减少、缺失有关，但是这两个问题都不像白癜风一样边界清晰，颜色均匀。而且它们出现的时间不太一样。

无论是伊藤黑素减少症还是无色素痣，吃药、涂药、激光，改善都不明显。由于它们对形象的影响并不是很大，所以不需要治疗。

无色素痣不伴有其他疾病，而30%的伊藤黑素减退症患者可能会出现神经系统、眼睛、骨骼系统和（或）心脏病变。这些问题需要观察，如果出现了，那么请及时就医，及时治疗。

贫血痣

一眼看上去，贫血痣和无色素痣没啥区别。

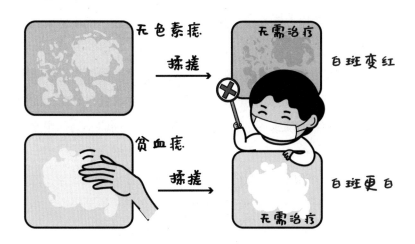

贫血痣大多数都出现在躯干的上半部分，通常会只在一侧出现。它的边界乱七八糟的，一点也不规则。一般直径有5~10cm。看上去就是皮肤上一块白斑，这些白斑，通常不会在一出生就呈现出来，而是随着生长逐渐显现。

虽然是白斑，但不是一般的白斑，它与黑素没有一点关系。虽然它被叫作"贫血痣"，但是它与贫血也没有什么关系。不过它与血管确实有一些关系。

贫血痣的产生，就好像是"血管限行"。咱们看起来白乎乎的地方，是因为那个地方血管的血流比别的地方少。如果使劲按压贫血痣和周围的皮肤，那么会发现它可以变得正常。这是因为血被硬生生挤压进这些"限行"的血管里了。

但是如果使劲揉搓周围皮肤，热敷或是冰敷皮肤，那么血液就更愿意避开这个区域，走那些"不限行"的血管，因此这一片就会显得特别白。

因此，在皮肤上看到一块乱糟糟的白斑时，使劲搓搓就能鉴别出它是贫血痣还是无色素痣。贫血痣的白斑会更白，而无色素痣的白斑则会变红。

对贫血痣没有什么有效的治疗方法，它只是局部的"血管限行"，既不引起全身健康的改变，也不代表蕴含着什么疾病，而且通常情况下颜色比较浅，对形象没有什么影响，所以不治疗也没啥事儿。

皮肤上出现白斑，貌似很常见。除了咱们今天说的这些，还有一些其他的情况，但是由于它们与基因变异有关，甚至还连带着很多其他器官、功能的改变，因此咱们不在这里介绍了。

黑色胎记的正确处理

虽然我把这些"斑"都归为"黑色"，但其实它们的颜色并不都是黑色，有浅棕色、棕色、黑色，甚至蓝色、灰蓝色。因为都是深色系，所以，我们暂时"粗鲁"地将它们都归为"黑色"，方便记忆。

蒙古斑

这简直是排名第一的"胎记"。虽然叫"蒙古斑",但并不是蒙古人才有。事实上,90%~100%的亚洲人都会在出生时或者出生后数周出现这种斑。我们经常叫它蒙古斑,但它也有个洋气的、大家根本记不住的名字:真皮黑色素细胞增多症。

见过新生儿的人都知道,这就是屁股上那坨蓝乎乎的斑,或者浅蓝色、深蓝色、蓝灰色都可以。它最常出现在骶尾部、腰部和臀部,也会出现在背部。在这些部位出现的蒙古斑,会在儿童期逐渐消退,这就是咱们并不常见到成年人"蓝屁股"的原因。

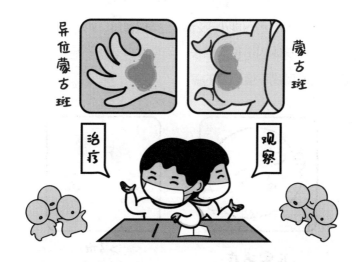

如果蒙古斑长到了骶尾部、臀部、腰背部以外的地方,比如腿部、胳膊上,那么我们称为"异位蒙古斑",这些异位蒙古斑会持续存在。

尽管一开始,蒙古斑的面积"显得很大",会让一些家长担心，但是我们说的经典位置的蒙古斑都会在儿童期自行消退，因此无需任何治疗。异位蒙古斑，如果对形象产生了影响，是可以通过激光进行治疗的。这种治疗的时间早晚并没有什么差别，长大了之后再进行也完全可以。

咖啡斑

听名字就知道，它的颜色应该是咖啡色。其实它还有一个"好吃"的名字，叫"咖啡-牛奶斑"，它的颜色其实就是牛奶和咖啡混合后的颜色，浅棕色。

它一般在婴儿期和儿童期出现。这个斑通常是椭圆形的，边界非常清楚、有规则。除了黏膜部位，在身体的任何部分都可能出现。大小通常是2～5cm，也可能小于2mm，类似雀斑，也可能大于20cm。

它会随着身体的增长而增长，当身体停止增长后，咖啡斑也保持稳定。咖啡斑是不会恶变的。

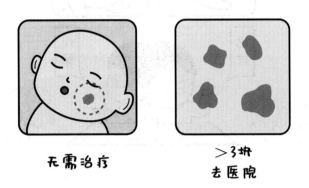

无需治疗　　　>3块
去医院

有10%～20%的正常人会出现一块这样的斑，有1%的正常年轻人会出现1～3块咖啡斑。这样说的意思是什么呢？是提示大家，当在自家宝宝身上发现1～3块这样的小斑片时，不用慌张，因为这是很正常的现象。

但是，数量大于3块的时候，如果颜色比浅棕色深很多，面积也非常大，要警惕其他疾病的可能。这个时候，建议带宝宝到医院明确诊断。

因为咖啡斑不会恶变，数量少是正常现象，所以，只要是不影响形象，完全可以不进行治疗。如果长在面部，那么可以进行激光治疗，效果也是极好的。虽然说咖啡斑会随着身体的成长而生长，但是也不会长得巨大，所以，成年之后再进行治疗，也没有什么不妥。

太田痣 & 伊藤痣

太田痣一般出现在面部，亚洲人和黑人中常见。50%～60%的太田痣出现在1岁以内的婴儿期，大部分在出生时出现，40%～50%出现在青春期左右。

太田痣通常由一堆小斑点融合而成。单个小斑点可以是圆形、椭圆形或者不规则形状，而整个看起来，边界就是不太规则的，深浅不一的。

它可以出现在单侧面部或者双侧面部。颜色可以从浅棕褐色至灰色、蓝色、黑色和紫红色。眼眶、前额、面颊、耳垂、鼻及结膜都是最常被累及的，三分之二的患者会累及同侧的巩膜，较少的也可以累及视神经。

太田痣的范围会随着时间扩大，可以持续终生，颜色的深浅也可以发生变化。但是它很少出现恶变。

伊藤痣，与太田痣的特征是一样的，最大的区别在于位置不同。伊藤痣出现在肩膀，就是锁骨、肩胛、三角肌的区域。

激光治疗能取得不错的效果。但是对于眼部受累的太田痣，还

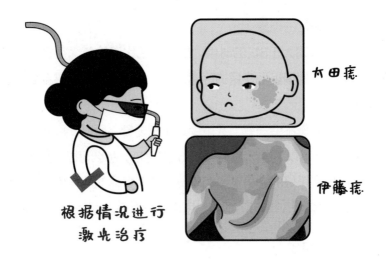

太田痣

伊藤痣

根据情况进行
激光治疗

要密切监测。如果出现皮下结节，需要进行活检。如果眼部受累，还需要经过眼科医生的检查，排除青光眼和眼黑素瘤。伴发神经症状的也需要进行深入检查。

先天性黑色素细胞痣

又被称为"巨大毛痣"，这是一个非常棘手的疾病。它们在孩子出生时即存在，根据大小可以分为小型、中型、大型或巨大型。

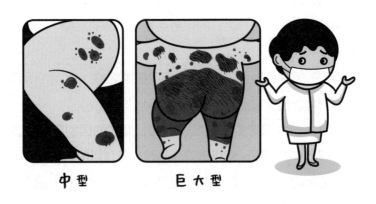

中型

巨大型

小型的直径＜1.5cm，中型最大直径在1.5～19.9cm，大型或巨大型最大直径超过20cm。对于婴儿来说，出现在头皮上超过9cm、躯干上超过6cm即为大型，因为这种面积的先天性黑素细胞痣就已经几乎覆盖了小婴儿的大片身体。

小型和中型的先天性黑色素细胞痣会随着年龄增长而变得隆起，颜色变黑，呈疣状，可伴有或者不伴有多毛，也有部分可以完全退化。而大型或巨大型的出现黑素瘤或中枢神经系统黑素瘤的概率大大高于常人。

对于它的治疗，还没有最佳方案，持续监测变化是最重要的。

我们把常见的红色、白色、黑色的"胎记"介绍完了。它们其中有些陪着我们来到世间，又悄悄离去，有些却一直赖着不走，让我们非得用点儿手段对付它们才行。感谢传说，赋予了它们一些美丽的名字，让它们变得美好。也更感谢科技，把它们对我们的影响降到最小。尽管如此，对待它们，我们还是要谨慎，要包容，在治疗上用正规手段，而不要尝试各类错误方法，适得其反，给自己、给孩子留下终身遗憾。

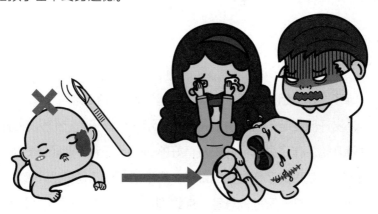

正规治疗最重要

夏天怎么做能让宝宝不得痱子

宝宝身上起痱子，可能是很多家长的苦恼。有一种说法叫：一年起痱子，年年起痱子。感觉痱子这个病，很是难缠。市面上出现了很多"治痱神药"，一进入夏天，家长们就纷纷购买起来，"以备不时之需"。但是，痱子，真的像传说中一样"难缠"吗？那些"神药"，究竟真的会那么神奇吗？

看过我们的介绍，相信您会对痱子有全新并正确的理解，不仅如此，如何缓解痱子、如何预防痱子，您也会胸有成竹。

痱子是什么

痱子，是一组由小汗管被破坏引起的外泌汗腺疾病。

外泌汗腺在咱们身体中就是图上所示这个样子。它们从咱们一出生就开始工作了。它们尚未发育好的时候，汗液不能顺畅地排到皮肤表面，就形成了新生儿的痱子。弯曲的部分，是分泌汗液的部分。汗液通过细长弯曲的导管，最终到达皮肤表面的开口。汗液在不同地方堵塞住了汗管，就形成了不同类型的痱子。

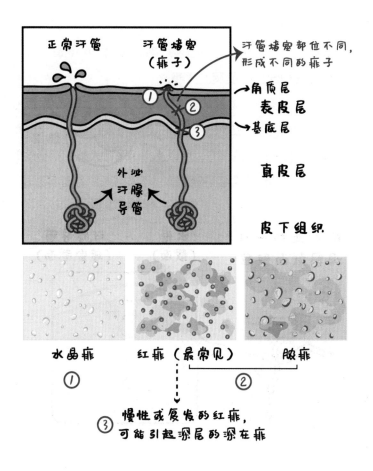

正常汗管　　　汗管堵塞
　　　　　　（痱子）

汗管堵塞部位不同，
形成不同的痱子

→角质层

表皮层

→基底层

真皮层

外泌
汗腺
导管

皮下组织

水晶痱　　　红痱（最常见）　　　脓痱

①　　　　　　②

③ 慢性或复发的红痱，
可能引起深层的深在痱

我们看小图中的数字：

①在角质层被堵塞形成水晶痱。不会瘙痒，一般没有任何感觉，表现为透明的、不规则的水疱，非常容易被擦破。特别容易出现在面部和躯干，新生儿中非常常见。天气炎热时，在儿童、成人以及卧床患者中也很常见。

②在表皮被堵塞形成红痱。红痱日久不消退可以形成脓痱。虽然脓痱看上去是一个个脓疱，但这些脓疱并非细菌感染所导致，而

是无菌性脓疱。

红痱最常见。常有瘙痒感或者烧灼感。表现为小的斑丘疹、水疱，主要出现在颈部、胸前及上背部。

③在表皮—真皮交界处被堵塞形成深在痱。因为汗腺导管被堵塞的位置较深，所以看上去是白色丘疹。通常出现在躯干、手臂和大腿。汗液潴留在瘙痒受体的下方，所以这类痱子让人感觉不到瘙痒。慢性或者反复发生的红痱会使导管堵塞达表皮深层，引起深在痱。

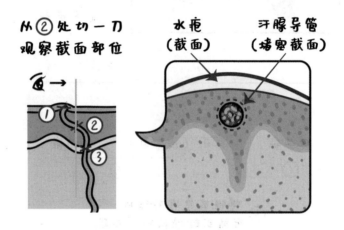

如果我们换个角度看痱子，会看到什么呢？我们从②的地方切一刀看看。可以看到一个浅浅的水疱。这是由于汗腺导管被堵塞了，汗液潴留形成了水疱。

看完上面的介绍，是不是比较了解不同类型的痱子了？简单地说，痱子就是排汗不通畅的"产物"。于是我们很容易就能想明白，只要是保持排汗通畅，痱子就很难出现。而在温度高、易出汗的季节，或者是被包裹得严严实实的小宝宝身上，出现痱子的概率就会大大升高。

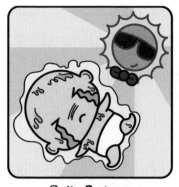
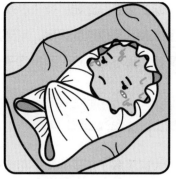

温热易出汗　　　　　　包裹过于严实

排汗不畅是痱子产生的主要原因

在冬天，一个跑出一身汗而没有及时换衣服的小学生，背上书包回到家。晚上洗澡时候，发现后背一片小红疙瘩。那是什么呢？也是痱子。想想这个过程：出汗、书包捂住。是不是立刻就能理解，为什么冬天出痱子并不少见。

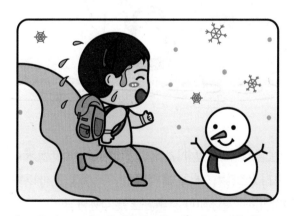

冬天出汗部位被衣服或书包捂住，
大孩子也易长痱子

除此之外，比如，炎热夏季，您抱了个塑料袋坐在没有空调的车上，袋子捂住您的大腿，回到家您就会发现大腿一片红疙瘩，又热又痒。那不是湿疹，而是痱子。

如何治疗及预防痱子

大家了解了痱子的样子和出现痱子的原因，就会很容易理解痱子的防治方法了。那么怎么治好并预防痱子呢？秘诀很简单：保持凉爽+减少出汗。

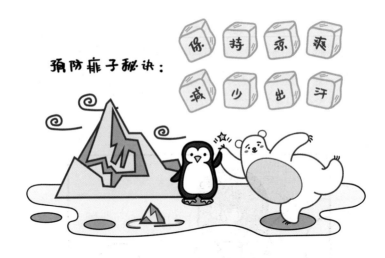

预防痱子秘诀：保持凉爽 减少出汗

当孩子已经出现痱子时，我们需要让他保持凉爽。比如少穿一些，家中打开空调，把室温调整到24~26℃。可以给孩子洗个澡，洗澡的目的一是让肌肤凉爽，二是冲去汗液。所以洗澡并不用过于频繁，每日最多一次即可。洗澡水的温度保持在37℃，没有必要洗冷水澡。如果孩子平时穿的衣服包裹性比较强，可以换成宽松肥大的，甚至速干款的，帮助皮肤表面多余的汗液尽快挥发。这样1~2天后痱子就能完全消退了。

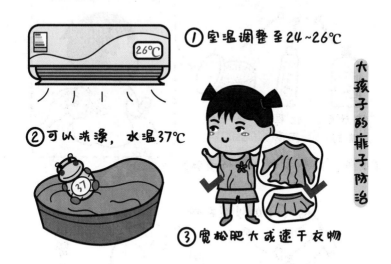

① 室温调整至24~26℃

② 可以洗澡，水温37℃

③ 宽松肥大或速干衣物

大孩子的痱子防治

红痱，可能会有些瘙痒。这个时候，做到上面的几项工作，其实就可以有效缓解不适感了。但如果觉得消退的时间太慢，或是瘙痒影响了孩子的生活，那么可以在红痱表面涂抹一些外用药，比如炉甘石洗剂或一些具有止痒作用的药水。也可以在洗澡之后，擦干皮肤，在干燥的皮肤表面少量敷些爽身粉（痱子粉）。在使用这些外用的治疗产品时需要注意：用量不要多、成分不要刺激、质地不要黏腻。

小婴儿最常出痱子。原因常常是被家长包裹了太多衣物。越小的宝宝，皮肤的调节功能越差。稍微一热，出汗一多，痱子就立刻长出来了。但是，如果家长们判断准确，立刻为小宝宝减衣物、更换宽松的衣物，很快，最多3~5个小时，这些痱子就能消退。

我们开头讲的"一年起痱子，年年起痱子"的传言，看来是可

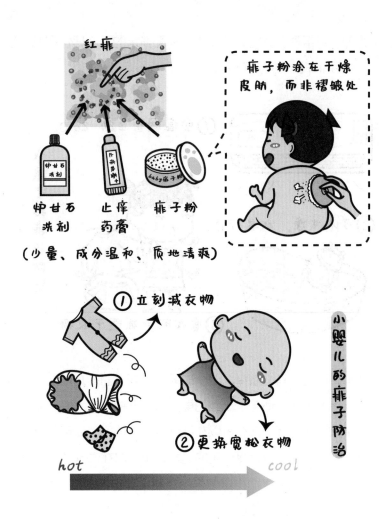

以不攻自破了。哪怕是出现了痱子，既不需要感叹"为什么从前都没起过痱子，现在就起痱子了呀！？"，也不需要担心"会不会以后总起痱子呀？"只要注意的方向正确，处理的方式正确，痱子很快就会消退。

痱子粉是治疗和预防痱子的首选吗

痱子粉主要的作用是吸收皮肤表面多余的水分，让皮肤保持干燥。把它涂在干爽的皮肤表面，可以少量吸收皮肤表面过多的汗液，有帮助预防痱子的作用。但是出汗太多的部位，靠涂抹痱子粉来吸收过多的汗液是不太现实的。比如肥嘟嘟的小婴儿，脖子缝儿、肘窝儿、腘窝儿等部位各种肉肉之间的褶皱里有很多汗，涂抹过多的痱子粉不仅很难保持这些部位的干爽，反而会"和泥"，变成一堆白乎乎的东西"窝"在皮肤的褶皱里。

一些痱子粉里有滑石粉的成分，虽然涂抹到皮肤上有光滑的感觉，但会对人体产生损害。对小婴儿来说，吸入粉末质地的物品还有可能导致呼吸系统疾病。所以家长们在选购时，需要看清成分，在使用时，严格注意适用情况、涂抹部位，不要乱用或者大面积地涂抹。

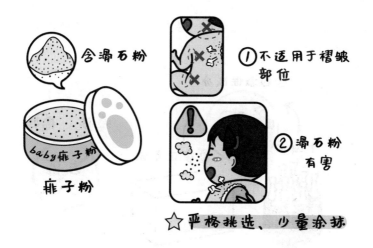

含滑石粉

baby痱子粉

痱子粉

①不适用于褶皱部位

②滑石粉有害

☆严格挑选、少量涂抹

十滴水真的是防治痱子的神药吗

我们来看看十滴水的成分，樟脑、干姜、大黄、小茴香、肉桂、辣椒、桉油，辅料为乙醇。不仅含有乙醇，还有樟脑、辣椒、桉油这些成分，如果是直接涂抹一定会刺激皮肤。因此建议一定不要给6个月以下的宝宝直接涂抹十滴水。对于大一些的宝宝，也不适合直接将十滴水涂抹在皮肤表面。

传说中，用十滴水洗澡治痱子。假设足够多的水稀释了酒精带来的刺激，可是肉桂、干姜、小茴香、辣椒，这一派炖肉料中，实在是没有任何祛风止痒、清热解毒的作用。如果我们中了暑湿之邪，恶心、头晕，甚至呕吐，那么闭上眼睛，捏着鼻子，喝一支十滴水，还是可以缓解症状的。

无论是直接外涂，还是稀释后外洗，用来治疗痱子，都不合适。

与十滴水类似的，还有藿香正气水，它们都不适于外用治疗或预防痱子。大家不用再千方百计地购买或者囤货了。想要孩子不得痱子，或是得了痱子后能够迅速缓解，掌握我们文中提到的"小秘诀"就足够了。

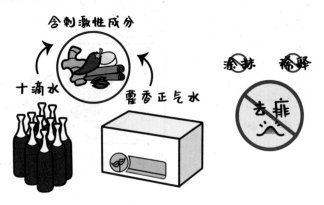

含刺激性成分　十滴水　藿香正气水　涂抹　稀释　去痱

小宝宝被蚊虫叮咬了该怎么办

在炎热潮湿的夏季，昆虫们的活动增多了，无论是我们成年人，还是可爱的小宝宝们都难免遭受蚊虫叮咬。小宝宝的皮肤稚嫩，被蚊虫叮咬之后往往有些严重的表现，我们该如何处理呢？

为什么我们要说蚊虫叮咬，而不是蚊子叮咬呢？因为虽然蚊子最为常见，但在夏季，随着户外运动增多，我们在花草丛中、树木下面、池塘旁边甚至有些潮湿的床铺、沙发上，都有可能遭遇到非蚊子的虫类（比如跳蚤、臭虫、螨虫、某些蝇、蜱虫等）袭击。

如果家有宠物的人们，那么这些小虫子也有可能附着到宠物身上，藏到宠物的毛中，跟随宠物一起回到家中叮咬家庭成员。

普通的蚊虫叮咬该如何处理

如果表现为图中的样子，那么不用担心，相信我们每一个人都有处理它的经验。只需涂一些止痒的药膏、药水，过不了一两天，就可以恢复正常了。

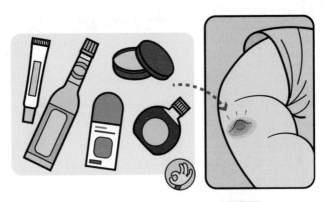

普通蚊虫叮咬涂点止痒药
很快就能恢复正常

一些含有止痒成分的药水都可以直接涂抹。比如苯海拉明，这是很常用的抗组胺药，最主要的作用就是止痒。涂抹含有苯海拉明的药膏、药水能让瘙痒很快得以缓解。樟脑、薄荷等植物提取成分，主要作用是产生清凉感，同时兼具止痒的效果。还有一些药膏、药水中含有甘草次酸，这也是一种植物提取物，不过，它具有类似激素的效果，可以抗炎。在红肿、灼热而瘙痒的部位涂抹上，红肿、瘙痒可以得到很快缓解。

不过，需要提醒大家注意的是：苯海拉明具有神经毒性。如果您的宝宝不到6个月大，请严格禁用。

对于这种普通的蚊虫叮咬，我们根据宝宝的瘙痒程度，选择成分安全的止痒药外涂就可以了。如果宝宝没有瘙痒的表现，我们甚至可以不用做任何处理。

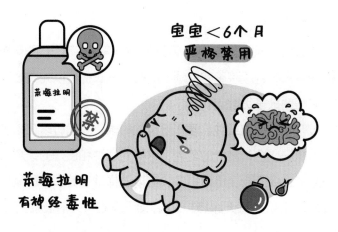

苯海拉明
有神经毒性

严重的蚊虫叮咬该如何处理

有些蚊虫叮咬的情况，看起来就"有点恐怖"，并且宝宝可能有很强烈的不适感，此时我们要怎样处理呢？先让我们来看看下面这几种情况。

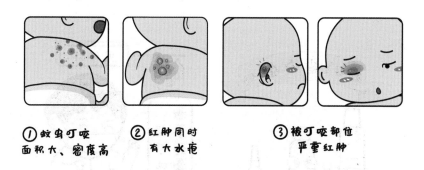

① 蚊虫叮咬
面积大、密度高

② 红肿同时
有大水疱

③ 被叮咬部位
严重红肿

这些蚊虫叮咬发生在孩子身上，不仅看起来很严重，同时孩子的自觉症状也会很明显，皮肤肿胀、灼热、瘙痒难耐会让孩子烦躁不安。一些体质敏感或年龄较小的宝宝，有可能因此出现全身的过敏反应，甚至发热。

如果孩子出现上述症状，最好的方法就是带孩子到皮肤科就诊。但毕竟去一趟医院确实麻烦，此时，家长们可以先做好以下几件事，来帮助孩子缓解症状。

当被叮咬的部位红肿、瘙痒严重的时候，我们可以在孩子被叮咬部位涂抹一些含有激素的药膏，这样对红肿和瘙痒的缓解都会比涂抹一般的止痒药膏要迅速得多。可以选择地奈德、丁酸氢化可的松、糠酸莫米松，每天涂抹1~2次，3天左右，红肿和瘙痒就能明显减轻了。

一定会有人强烈拒绝这个处理方法，因为不愿意给孩子使用激素，担心对自己的孩子有什么影响。这里需要劝说有这类想法的朋友，您的担心是没有必要的。这些激素都是相对效力不高的外用制剂，而且涂在局部皮肤上，使用的时间也不长。它除了可以带来止痒、消肿的作用之外，其他的作用可能真的发挥不出来。比起市场上售卖的任何一款止痒药，使用这类药膏可以说是既安全又有效。

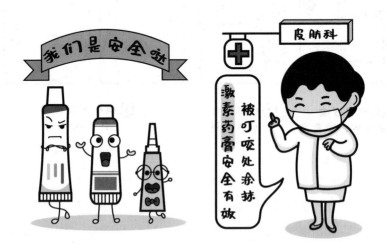

如果局部涂抹了激素药膏，但发现宝宝仍然感到瘙痒，总想搔抓皮肤，或者发现宝宝身上其他部位开始瘙痒，甚至出现新的小红疙瘩时，可以口服抗组胺药物。1岁以上的宝宝，推荐口服盐酸西替利嗪滴剂，早晚各口服7滴。2岁以上，可以口服氯雷他定糖浆或者片剂。以上两种药建议先口服1周，再根据情况看是否需要调整。

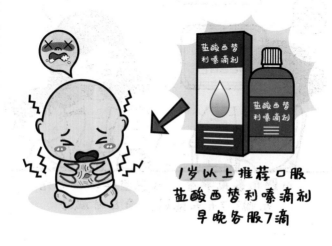

1岁以上推荐口服
盐酸西替利嗪滴剂
早晚各服7滴

2岁以上可以口服
氯雷他定糖浆或片剂

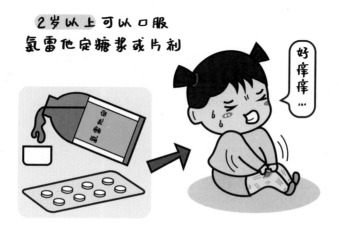

好痒痒…

太小的（1岁以下）宝宝，如果被蚊虫叮咬后出现严重的表现，如发热、皮肤破溃、感染等；大一点的宝宝，蚊虫叮咬之后使用了上面2种处理方式3~7天之后，仍然没有任何缓解，那您就一定要带孩子来医院的皮肤科就诊了。

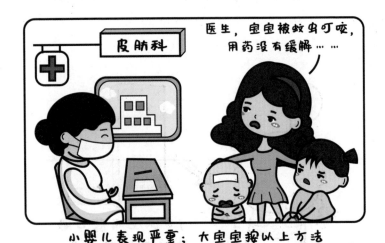

孩子被热水烫伤了怎么办

孩子跑跑闹闹，不断对身边的世界进行探索。在探索的过程中，难免受到伤害，烧烫伤就是其中一种非常常见的损伤。对于孩子来说，最容易遇到的，就是热水、热的食物、水蒸气导致的烫伤，我们叫它热液烫伤。

小朋友充满好奇心，喜好模仿成年人，但他们对危险的认识还不够。遇到"热"的东西，不能做出迅速躲避的反应。而且小朋友的皮肤较成人的皮肤薄，所以，更容易造成较深的烫伤。

轻微的烫伤可能导致皮肤红肿、疼痛，严重的则可能造成永久性的瘢痕，不仅影响外观，还有可能影响肢体的功能。不过，一旦做好了预防工作，热液烫伤是完全可以避免的。那些恐怖的情况就完全可以杜绝。家长们掌握了正确的处理烫伤的方法，可以将已经发生的烫伤所带来的伤害减低到最小，使孩子们的皮肤尽快恢复。

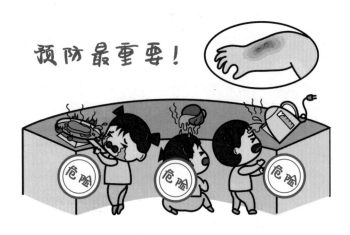

什么是热液烫伤

热液烫伤主要由这些东西所致：热饮料、热食物（汤、油）、热水（饮用水、洗澡水）、蒸汽。厨房以及我们吃饭的区域，还有浴室、外出时用餐的餐厅，都是最容易出现热液烫伤的地方。

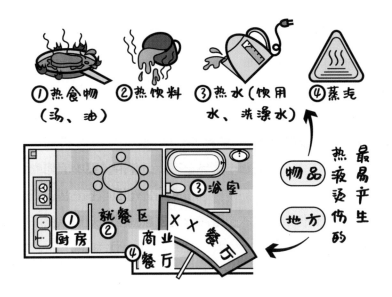

①热食物（汤、油） ②热饮料 ③热水（饮用水、洗澡水） ④蒸汽

最易产生热液烫伤的

物品

地方

根据皮肤受损的深度不同，将烧烫伤分为4级：一度、浅二度、深二度、三度。

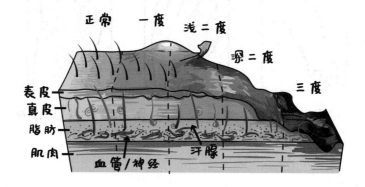

皮肤烫伤的分级及严重程度

一度烧烫伤

仅损伤表皮。表现为皮肤红肿、疼痛。通常可以在3~6天内恢复正常。1~2天会脱皮，可痊愈，不留任何瘢痕。最典型的是日晒伤。

浅二度烧烫伤

损伤真皮浅层。表现为皮肤红肿、水疱。通常在2周之内恢复。可以没有瘢痕，或者留下很浅的瘢痕。比如热水烫伤。

深二度烧烫伤

损伤真皮深层。表现为皮肤浅红或黄或白点，可有水疱、表皮剥脱。疼痛感比一度和浅二度都低。3~8周之内才可能恢复。会留有瘢痕。如果在关节处，可能会造成关节挛缩。

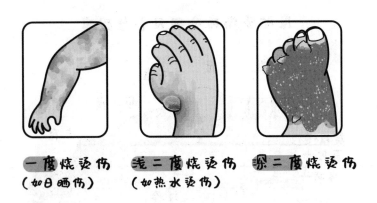

一度烧烫伤　　浅二度烧烫伤　　深二度烧烫伤
（如日晒伤）　　（如热水烫伤）

三度烧烫伤

损伤整个表皮及真皮全层，能达到肌肉甚至骨骼，皮肤变得焦黑。看上去很恐怖，就不展示给大家了。

我们这里所讲的热液烫伤所造成的损伤，大多只在一度及二度。但是只了解这些，还并不足够，因为烧烫伤不仅仅有深度的区别，累及的面积以及部位也与其严重程度相关。

判断烧烫伤面积占全身体表面积百分比，儿童与成人不同。越小的宝宝，皮肤的体表面积越小，同样是烫伤一只手，对小宝宝来说，占全身体表面积的百分比就越大，也就相对越严重。

我们人体有一些重要部位，比如头面、眼耳、手足、生殖器和大关节。当这些部位被大面积烧烫伤时，严重等级更高。

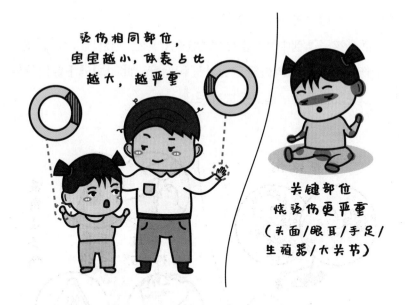

烫伤相同部位，
宝宝越小，体表占比
越大，越严重

关键部位
烧烫伤更严重
（头面/眼耳/手足/
生殖器/大关节）

我们可以自行处理哪种程度的烧烫伤

前面为大家介绍了烧烫伤的程度，目的是为了帮助大家判断，哪种烧烫伤是我们可以自己处理的。我们可以自行处理的是轻度烧烫伤。

注意

轻度烧烫伤具有以下特点：
1. 引发烧烫伤的主要为热液或蒸汽，而不是电击或吸入灼热气体。
2. 一二度烧烫伤面积＜5%；三度烧烫伤面积＜2%。
3. 不累及重要部位。患者本身没有内科疾病。

孩子遇到轻度烧烫伤，经过正确处理后可以自愈。如果家长无法处理，也可以去医院急诊治疗。

　　而当孩子遇到中度及重度烧烫伤时，则必须要住院治疗。重度烧烫伤需要到烧伤科进行专业处理和治疗，此时切记不要自行处理，以免加重病情，请直接拨打120。

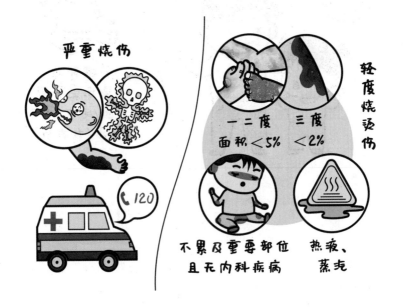

如何正确处理轻度的烧烫伤

　　处理轻度烧烫伤的原则，请大家牢记这5个字：冲、脱、泡、盖、送。

冲

　　以流动的凉水冲洗受伤部位，以迅速降低皮肤温度。冲洗的时间要超过5分钟，一般建议10~15分钟。注意，是凉水不是冰水。

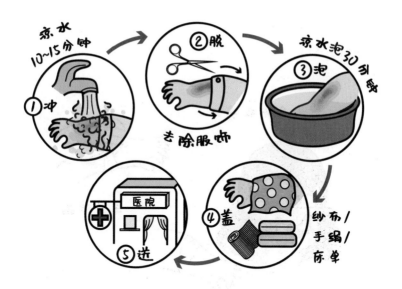

如果冲水时小朋友直发抖，说明水温太低了。不要用冰块敷伤口，这样只会加重损伤。

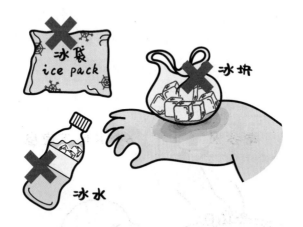

脱

充分冲洗之后，将烫伤部位的衣物及装饰物除去。注意，不要生拉硬拽。必要时就牺牲掉衣服吧。用剪子将其剪开。那些实在无法分离的衣物，就暂时保持无法分离的状态。如果皮肤上有水疱，请尽量避免弄破。

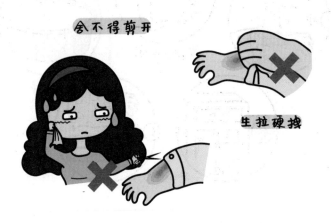

泡

　　将暴露的皮肤继续放在凉水中，浸泡30分钟。注意，仍然是凉水不是冰水。不要在水中加冰块。如果受伤的宝宝年纪太小（6个月内），请取消这个步骤。在凉水中浸泡会迅速降低小宝宝的体温，反而会出现危险。

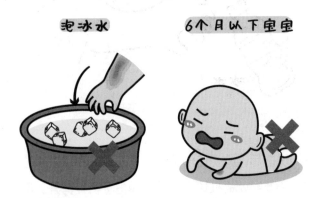

用干净的手绢、纱布或床单，覆盖伤口。不是无菌纱布也没有关系，只要是干净的就可以。注意，不要在伤口上涂任何东西，比如黄油、牙膏、酱油、黄酱、烫伤膏、不知名的药膏等，这些东西都会加重损伤，甚至引发伤口感染。

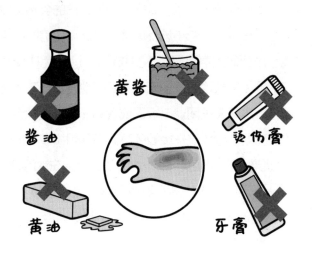

送

做好上面的工作，就可以带孩子去医院进一步治疗了。特别小的损伤，可以在家自愈。但当您自己都拿不准，或者心里十分忐忑时，都请带娃去医院吧。

做好预防工作，避免烧烫伤发生

看完上面的介绍，如果遇到轻度的烧烫伤，相信大家都可以很迅速、正确地处理了。不过，需要跟大家强调的是，对于儿童的轻度烧烫伤，我们更应该做到的是预防！预防的工作，胜过一切。如果我们做好预防工作，孩子就可以完全避免受到这类伤害。

我们来回顾一下，最容易出现烫伤的环境是哪里？是厨房、用餐区、浴室以及餐厅。在这些地点，我们该怎么做才能有效地预防孩子被烫伤呢？

在厨房：我们要把热水瓶、做好的热汤、热的食物，放在孩子够不到的地方。在将做好的热汤及滚烫食物端离厨房时，格外注意孩子的位置。必要时大声提醒"不要靠近我"，避免碰撞导致热汤洒出去。饮水机尽量放置在孩子无法够到的地方。在孩子能触及的范围内，请将热水开关关闭。电饭锅或者高压锅，这种会"喷气"的锅，要放在高处，避免孩子接触蒸汽。不要用微波炉加热奶瓶。微波炉加热的母乳或牛奶会受热不均匀，导致宝宝在饮用时被烫伤。

在浴室：洗澡时，先放冷水再放热水，或者直接将水温调到37℃。冷热水同时供应的水龙头，注意控制好温度，避免打开水龙头时，被热水烫伤。

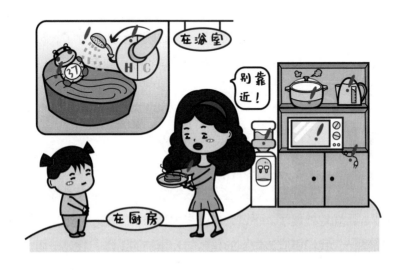

餐桌附近：桌布不要太长，不要用太大的餐垫，以免孩子将桌布拉下。被上面放置的热的食物烫伤。避免孩子在放有热茶、热饮料、热汤的桌子附近玩耍。在家吃火锅时，要注意电线，避免绊倒孩子引起烫伤。

在餐厅：饮用热饮料前，确保温度不会太烫。在餐馆吃火锅的时候，注意看管好孩子，不要让孩子们追跑打闹。

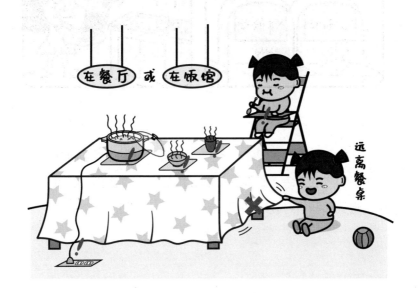

外出时：在飞机或者汽车这种易颠簸的环境中，避免饮用热饮、热汤，以免洒出来造成烫伤。洗温泉时自己先试过水温，保证一同前往的孩子不会跌进过烫的温泉中。

还要注意，不要在抱着孩子的时候，喝很热的饮料或热汤。也不要一边抱着孩子，一边拿这些会洒的很烫的东西。另外，请绝对不要抱着孩子炒菜。

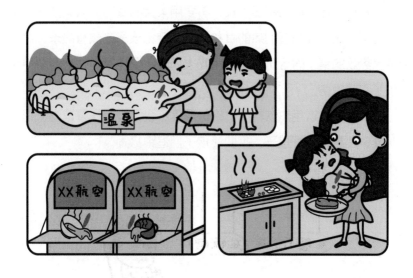

　　希望身为父母的人，都能多一点儿细心与耐心。学习好处理轻度烧烫伤的方法之余，更要注意做好预防工作，让我们的孩子远离危险，避免那些不必要的伤痛。

孩子蹭破皮怎么办

　　爱动，是孩子们的天性。他们对世界充满了好奇心，喜欢去探索。在探索的过程中，受到挫折，然后成长。在每一天的跑跑闹闹中，磕磕碰碰就成了寻常事。蹭破皮呀，偶尔出点血呀，是再常见不过的小外伤了。如果是自己遇到这样的情况，我们可能不会在意。但如果是孩子蹭破了皮、磕伤了膝盖，恐怕身为家长的我们，就要开始担心了。

　　孩子们的膝盖，恐怕是最容易受伤的部位了。相信我们每位家长，自己小时候膝盖也都受过伤、流过血。孩子的膝盖磕破了，应该怎么处理呢？在看过本篇介绍之后，您会发现处理这种小伤其实很简单。

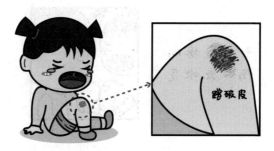

孩子的膝盖，恐怕是最容易受伤的部位了

第一步——止血

　　如果伤口流血了，我们需要先进行"止血"的步骤。不过，如果只是蹭了一下，通常情况下不会出现血流不止的情况，最多是在伤口表面出现一些小血滴。我们可以轻轻按压出血的部位，或者可以干脆不管它。

　　需要注意的是：我们很多家长，喜欢在孩子蹭破皮之后，对着伤口吹气。这种方式虽然可以暂时安抚孩子，但是"吹吹"伤口，不仅会影响伤口的愈合速度，还会增加感染的概率。我们可以选择其他的安抚方式，或者吹向其他的地方，不要直接向伤口的地方吹气。

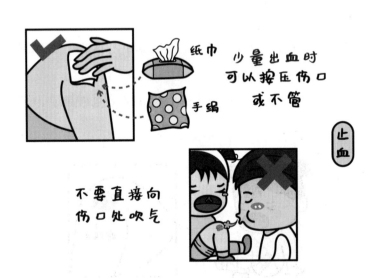

纸巾　手绢　少量出血时可以按压伤口或不管

止血

不要直接向伤口处吹气

"用什么按压出血的部位呢？一定需要无菌纱布或棉片吗？"

我相信，大多数家长带孩子出门遛个弯，是不会随时携带这些物品的。所以，如果出现上面这种需要轻轻按压止血的情况，可以用随身携带的干净手绢或者纸巾来按压伤口。

第二步——清洁伤口

这个步骤是非常重要的。好好清洁蹭破皮的伤口是避免感染的重要步骤。

孩子们奔跑或者骑车、玩滑板车时，突然摔倒在地，伤口处一定会粘上泥土或者沙石，以及各种碎屑。我们必须要把这些"脏东西"从伤口处清除掉。

如何操作呢？方法很简单。

首先，使用清水直接冲洗伤口。注意要用凉水，不要用热水。

大家肯定会问，到哪找水啊？冲伤口的水，有没有特殊要求啊？我们带孩子出去的时候，肯定会带上孩子的水瓶。我们就用水瓶里的凉白开水直接冲洗伤口就行。如果没有凉白开，买一瓶矿泉水冲洗，或者找个卫生间，用水龙头里的自来水冲洗，都是可以的。

需要注意的是，千万不要用碘酒、酒精、红药水、双氧水来冲洗、擦拭伤口。这些药物具有刺激性，会刺激伤口，给小朋友带来疼痛，令他们拒绝接受对伤口的处理。

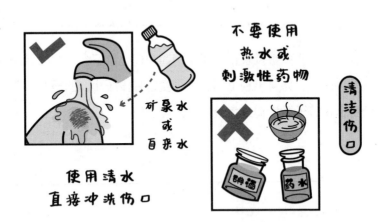

如果伤口周围或者伤口表面还有一些难以冲洗掉的残渣，可以用干净的棉片或纱布轻轻擦拭来清洁周围的皮肤。

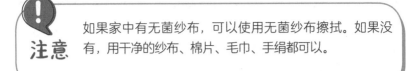

注意 如果家中有无菌纱布，可以使用无菌纱布擦拭。如果没有，用干净的纱布、棉片、毛巾、手绢都可以。

我们在擦拭伤口的时候，要按照由内向外的顺序进行。切忌从外向内擦拭伤口，或者在伤口表面不停擦拭。如果伤口内有残渣，可以用镊子清除。

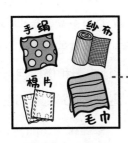

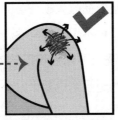

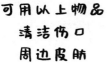

可用以上物品
清洁伤口
周边皮肤

正确方式：
由内向外

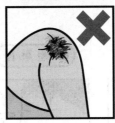

错误方式：
由外向内或
不停擦拭

 家长提问
"怎么处理表面'要掉不掉'的'死皮'呢？"

正确的做法是：剪掉这些死皮。用家里的小剪刀，比如妈妈修眉毛的小剪刀，拿酒精充分擦拭剪刀，然后把死皮剪掉。注意剪的过程中，剪刀要尽量避免接触破损的皮肤。为了剪刀不直接接触破损的皮肤，可以用一个小镊子，轻轻夹起那些"死皮"，然后用剪刀剪掉。

还有一种情况，相信大家也经常会遇到。孩子在外面摔了跤，但没有及时处理，等回到家时发现伤口和衣服粘到了一起！这时候该怎么办呢？需要格外提醒大家注意的是：**千万不要硬生生把粘在伤口上的衣服撕开。**那不仅会非常疼，还会加重皮肤的损伤。正确方法是：用清水冲洗一下粘住伤口的衣服，让衣服和伤口自行分开。给孩子脱衣服的时候，也要十分小心，避免衣服蹭到伤口造成疼痛。

处理死皮

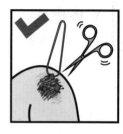 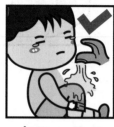 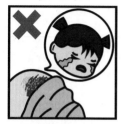

用镊子夹起
死皮，并用
小剪刀剪掉

当伤口粘住
衣服，清水
冲洗，让其
自行分开

不要硬扯伤
口粘连处，
脱衣服时避
免蹭到伤口

看到这里，我相信有些爸爸妈妈开始皱眉头了。因为孩子们很有可能，根本不让咱们家长去触碰擦伤的地方。还要把皮剪掉？肯定做不到。**如果是孩子拒绝的话，我们就不处理。千万不要强行处理。**毕竟，随着伤口好转，这些死皮自然而然就会脱落了。这种常见的蹭破皮的小伤，本身不会给孩子带来很大伤害、疼痛，我们不要用他们抗拒的处理方式来处理，给他们留下心理的小阴影。

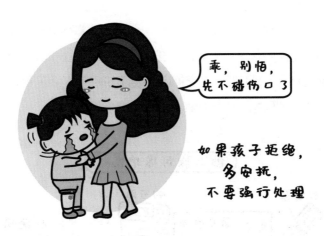

乖，别怕，
先不碰伤口了

如果孩子拒绝，
多安抚，
不要强行处理

第三步——贴上敷料保护伤口

所谓敷料，其实大家最容易理解的就是创可贴。我们现在不仅有长条型的创可贴，还可以轻松买到方块型的、有各种卡通图案的。在选择时，我们要注意，根据部位和破损面积选择创可贴。记得贴敷时：一定要将创可贴的边缘贴好，让伤口保持在一个封闭的状态。

还有一种液体创可贴也是极好的，我们也可以选择使用。喷上之后会在伤口表面形成保护膜，保护伤口促进愈合。

创可贴是不是一定要贴呢？答案是：一定要贴。

无论是创可贴，还是无菌敷料，都可以给伤口创造一个密闭的、潮湿的环境。这对伤口的愈合是非常好的。在伤口刚刚出现的时候使用创可贴是为了促进伤口尽快愈合。如果伤口结痂了就不要再使用了。

抗感染的药膏可不可以涂抹呢？答案是：可以涂抹。

在伤口表面涂抹一点莫匹罗星或者红霉素软膏，都是可以促进伤口恢复的。我们可以先涂抹一点药膏，再贴上创可贴。您会发现，孩子这种蹭破皮的小伤会好得非常快。

我们前面提到的，不要用酒精、碘酒等消毒剂处理这样的小伤口，为了避免给孩子带来刺痛，在伤口恢复的过程中，也仍然不要使用这些物品处理伤口。在伤口没有结痂的时候，我们每日需要做的就是更换创可贴，或者用棉签涂抹少量药膏。

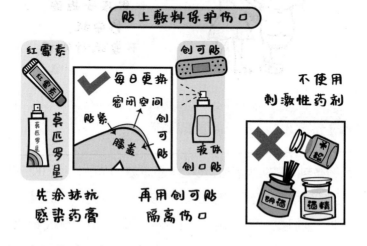

贴上敷料保护伤口

红霉素

莫匹罗星

每日更换

密闭空间创可贴

贴紧

膝盖

创可贴

液体创口贴

先涂抹抗感染药膏

再用创可贴隔离伤口

不使用刺激性药剂

伤口结痂之后——保持伤口干燥

伤口结痂了，就说明伤口好了一大半。此时，一定要保持结痂处伤口的干燥。此时，既不需要继续覆盖创可贴，也不需要用酒精、碘酒之类的药品反复涂抹伤口来消毒。如果结痂的伤口边缘稍有红晕，可以少量涂抹抗感染的药膏。

伤口结痂后，有时会有些瘙痒的感觉，我们要叮嘱宝宝们尽量不要用手抠掉痂皮。否则会延长伤口完全恢复的时间，并且有可能发生感染、留下瘢痕。

要耐心等待痂皮自然脱落，类似蹭破皮的小伤，孩子们能恢复到皮肤完全正常，根本不会留下任何痕迹。

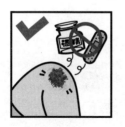

保持结痂处干燥

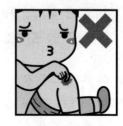

不要让宝宝抠掉痂皮，待其自然脱落

结痂后的处理

我们最后来总结一下，遇到蹭破皮的小伤，家长们该如何来处理。

蹭破皮儿的护理流程小结

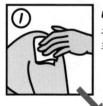

① 止血

干净的纸巾或手绢按压伤口。

清理伤口

随身携带的凉白开、矿泉水、自来水直接冲洗伤口。

②

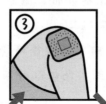

③ 未结痂时贴敷料

贴上创可贴或纱布，注意边缘要贴紧，也可以涂抹抗感染的药膏。

结痂后保持干燥静待脱落

伤口结痂后保持伤口干燥，耐心等待痂皮自然脱落。

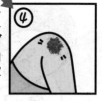

④

怎么样？现在是不是信心满满，再也不担心孩子磕碰之后处理不好了？

不过，我们介绍的只是针对小磕碰的处理，这种小伤不用去医院，也不用打破伤风针。但是，遇到下面的情况，一定要去医院看急诊。

需要去急诊的11种情况 一定要引起重视！

1. 出血很多止不住
2. 伤口很深，可以看到脂肪或者肌肉
3. 伤口边缘不整齐、伤口裂开
4. 被小动物或小朋友咬伤
5. 被钉子或者尖刺物扎伤
6. 伤口附近的残渣不能被清理干净
7. 怀疑骨折或者肌腱损伤
8. 受伤的部位在眼睛、面部及生殖器
9. 疼痛难忍
10. 小朋友拒绝使用受伤的肢体
11. 发热，伤口红肿有脓液

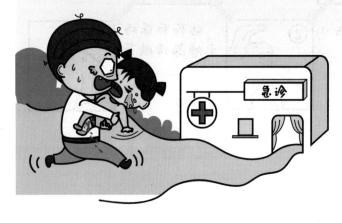

宝宝指甲上为什么会有折痕

指甲，是我们身体的一部分。哪怕是刚出生的小宝宝，也有着完整的 20 个指甲，它们小小的，光滑又可爱。一个小生命诞生的时候，全部的器官都齐全，但却又都和宝宝们一样幼小。这些小小的指甲，会随着宝宝们的成长而长大，而在成长的过程中，它们也会出现一些小小的变化。细心的爸爸妈妈们常常因为这些小小的变化而苦恼，不知道这些变化是正常的，还是某些疾病的表现。

那么就来跟随我们一起了解一下有关于指甲的小常识吧。这其中还会出现一些咱们常常听到的"传说"，它们都是真的吗？

请大家伸出自己的手指跟我一起来认识一下自己的指甲。让我们先看看指甲的构造。正面、侧面仔细看看，再剖析开看看。

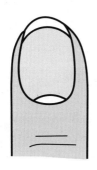

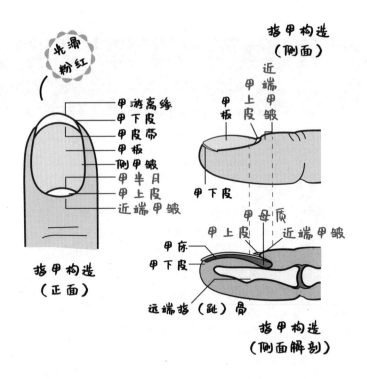

指甲构造
（侧面）

甲板

近端甲皱
甲上皮

甲游离缘
甲下皮
甲皮带
甲板
侧甲皱
甲半月
甲上皮
近端甲皱

光滑粉红

甲下皮

甲母质

甲上皮
近端甲皱

甲床
甲下皮

远端指（趾）骨

指甲构造
（正面）

指甲构造
（侧面解剖）

　　指甲结构中重要的4个部分：甲下皮、甲母质、甲床、近端甲皱。其中"制造指甲"的部分，就是甲母质。

　　我们正常的指甲，就应该是图上这样，光滑的一个向上微微拱起的表面。它应该是粉红色的，因为指甲的下面是丰富的毛细血管网。

指甲生长有什么特点呢

　　我们指甲的这一套系统，在胚胎形成的第9周开始发育，直至第15周开始就形成了甲板（长出来指甲），它的发育时程相对恒定，因此，可以根据胎儿指甲的发育来推测孕龄。

指甲，来源于产生毛发、汗腺和皮肤角质层的原始表皮，当一些基因发生改变的时候，可以看到指甲的改变。在一些遗传疾病中，可以看到头发、牙齿、骨骼以及指甲的一系列改变。一些出生就可以见到的指甲改变，可能预示着这些疾病的存在。

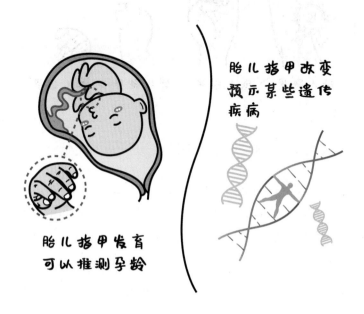

胎儿指甲改变
预示某些遗传
疾病

胎儿指甲发育
可以推测孕龄

咱们的指甲有多厚呢

一般对于成人来说，趾甲比指甲厚，男性的指甲比女性的厚。通常来说，男性的指甲平均厚度为0.6mm，趾甲为1.65mm。女性的指甲平均厚度为0.5mm，趾甲为1.38mm。婴儿和儿童的指甲都较成人要薄。

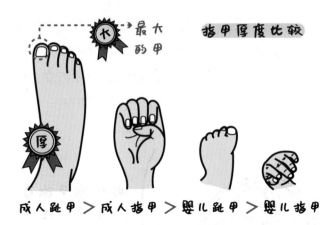

指甲厚度比较

最大的甲

成人趾甲 ＞ 成人指甲 ＞ 婴儿趾甲 ＞ 婴儿指甲

我们的指甲是以什么样的速度生长呢

指甲比趾甲长得快。指甲平均一个月生长2~3mm，而趾甲仅生长1mm。一个指甲从根部长到头，需要大约6个月的时间，而一个趾甲完全替换需要大约18个月（也就是一年半哟）。指甲在夏天生长的速度比冬天时快，白天比晚上生长得快。如果一只手的5个指甲比赛的话，食指、中指指甲的生长速度会比较快，拇指和小

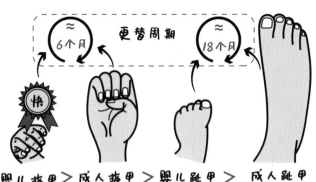

指甲生长速度比较

更替周期　≈6个月　≈18个月

婴儿指甲 ＞ 成人指甲 ＞ 婴儿趾甲 ＞ 成人趾甲

指会比较慢。孩子们指甲的生长速度要比成人快，年轻人比老年人要快。

我们的指甲有多大呢

最大的甲是大脚趾，它大概能覆盖住50%的足趾，如果你的大脚趾很长的话，可能不够50%。通常我们的指甲会比较竖长（纵轴长于横轴），而趾甲则会比较短粗（横轴长于纵轴）。

对指甲有了初步的了解之后，我们好好聊聊小宝宝的指甲都有哪些特点。哪些爸爸妈妈们容易担心的问题，其实不需要担心。

婴幼儿常见的指甲改变都有哪些

"长反了的指甲"

这种"长反了"的指甲，学名叫作匙状甲。我们正常的指甲应该是微微向上拱起的。而匙状甲正好相反，是凹下去的，就像一个

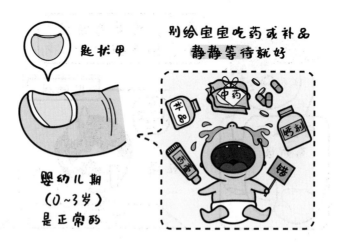

汤匙。产生匙状甲这种现象是因为指甲很薄。如果出现在成人身上，这样的现象是不正常的。但在婴幼儿时期（0~3岁），这是正常的表现。

"正常"的意思就是，在这个年龄段，它就是这个样子的。因为指甲和皮肤与我们的小宝宝一样，都还很稚嫩。只需要让它们继续生长，就能长成我们成年的样子了。这种暂时、在我们成年人眼中"不正常"的表现，与缺少维生素、缺钙、缺营养是毫无关系的。千万不要想太多，做太多，乱给孩子吃各种药或补品。想要孩子的指甲变成我们成人的指甲一样，等待，就是最好的方法。

"神秘的折痕"

好多朋友拿着自己家小宝宝（通常1岁左右）趾甲的照片来问我："快帮我看看，这是怎么回事儿？是不是被传染了灰指甲了？是不是被保姆'虐待'了？"

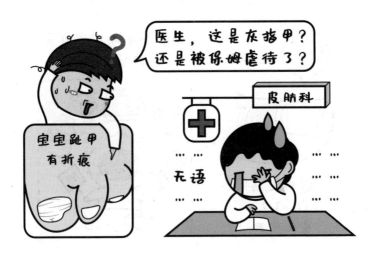

每当看到这些问题的时候，我都想发一个"无可奈何"的表情给他们。但是我也特别能理解，当我们升级成爸妈之后，对孩子的爱，让我们容易变得敏感又焦虑。

3岁以下小宝宝的指甲，尤其是大脚趾的趾甲，特别容易这样。这也是挺正常的一个现象。小宝宝的甲，薄而凹陷，而且生长速度很快，常常来不及剪掉，于是伴随着小家伙的各种运动，趾甲被折断。就出现了图中看到的这种折痕。此时不用担心，及时修剪掉折断的趾甲，避免残碎的边缘扎进脚趾。随着年龄的增长，在3岁左右，孩子们的指甲逐渐变厚，变结实，这种容易折断的现象就会缓解。

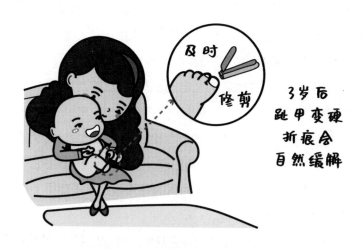

"指甲上有白点儿，肚子里有蛔虫"

相信我们每个人都有过这样的经历，指甲上出现小白点，或者是短短的小白线，白点或白线可以随着指甲生长而生长。在小孩子身上，这种情况更常见。指甲的这种表现，学名叫作"点状白甲"。

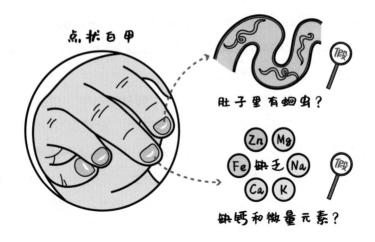

点状白甲

肚子里有蛔虫？

缺钙和微量元素？

它通常是由创伤所致。虽然这样说，但是可能大多数人都不会注意到自己有过什么样的创伤。所谓的创伤，并不一定是严重的挤压、磕碰。不经意间的小碰撞就可以导致指甲上出现这样的小白点。孩子们到处玩耍嬉戏，有些自己都不会在意的小磕碰，是非常常见的事情。

也不知道是谁，把指甲上的白点和肚子里的蛔虫扯上了关系。于是就有了一个传说："指甲上有白点，说明肚子里有蛔虫。"这真是一个深入人心的"传说"，因为真的有人看到孩子指甲上出现白点，就去买杀虫药给孩子吃。

与20年前相比，我们城市中的卫生条件真的很难让蛔虫再出现了。如果您一直居住在城市中，孩子保 持着良好的卫生习惯，那么真的不用担心蛔虫的问题。如果常年在卫生条件较差的地区生活，也需要结合孩子的生长发育状况、饮食情况综合来判断。当然，无论是不是蛔虫寄生在肚子中，指甲上的白点跟它都毫无关系。

同样道理，孩子指甲上出现白点，与缺钙、缺乏微量元素也没有直接关系。当发现孩子的指甲上出现白点，正确的做法就是慢慢等它跟着指甲一同生长，在剪指甲的时候剪掉就好。千万别为此给孩子乱吃药啦！

"月牙儿代表我的心"

经常被点名讨论的指甲上的"小月牙儿"，是很多家长的心病。传说中，指甲上白色月牙越多、越大，孩子（或自己）的身体就越健康。有些家长真的会让孩子伸出小手，跟同学们比较指甲上"月牙"的大小。还有些家长，干脆就直接买来维生素、钙片给孩子"补充上"。

"小月牙"，学名叫作甲半月，它覆盖并标定出甲母质的远端部分（忘记这些结构了？请翻到本篇的开头回忆一下）。月牙的下面就是甲母质。甲母质"生产"指甲，所以，只要有正常的指甲，那么这个结构就一定存在。

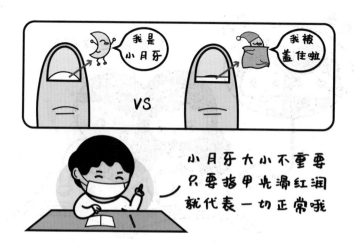

通常来说，拇指的甲半月（"小月牙"）最明显，而小指的甲半月通常被甲上皮遮盖住了。所以，我们往往看到大指的月牙最大，而越往后就越小，甚至消失不见了。就像人和人的手指不一样长、指甲不一样长一个道理，有些人的甲上皮长些，遮盖住了甲半月，自然就看不到"小月牙"了。虽然遮住了甲半月，但并不会影响甲半月下甲母质的生长，所以，只要指甲光滑红润，就代表着一切正常。

有传言，甲半月的大和小与身体健康状况有关？这个和上面那个蛔虫的传说一样，都是"吓唬人"的假话。大家之所以相信这些"传说"，无非是担心孩子在成长过程中有什么不对劲的地方，没有被我们及时发现。这种担心、关心、对孩子的爱，都是令人称赞的。不过，也要掌握正确的知识，才能不盲目焦虑、不盲目给孩子补充不必要补充的食物、药物。

遇到孩子皮肤相关的小问题，当您拿不准答案的时候，可以来翻翻我们的科普书。相信这里面的内容，能帮助您轻松搞定这些小问题，减少焦虑。

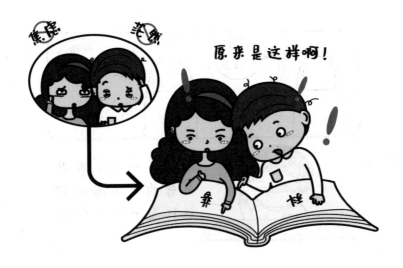

后脑勺没头发是不是缺钙

我们皮肤科一直被大家当成一个小科室，但是其实我们管的，可是人体最大的器官——皮肤。有一句成语，相信大家都知道，那就是：皮之不存，毛将焉附。毛发跟皮肤有着不可分割的关系。我们的毛发、指甲都是皮肤的附属器，自然也在我们皮肤科医生的管辖范围内。

　　咱们介绍过小宝宝指甲的问题，也该说说毛发的问题了。因为这在小宝宝的爸爸妈妈心中，也是极其重要的问题。

　　首先简单介绍一下，我们人类毛发（以头发为代表）的一些基本情况，让大家对我们的毛发有初步的了解。

头发的构造

　　头发不同于咱们的指甲。咱们伸出一个手指，就能跟着示意图学会认识指甲的结构。而头发，是一根有颜色的蛋白丝，它由死亡的角质形成细胞构成。它的结构很复杂，咱们自己凭肉眼看，是无论如何也看不透它的结构的。

头发有8层结构，每一层都有着重要的功能。这些功能，可以使它"嗖"地长出皮肤，而不是整根头发在皮肤里面生长。

来，我们一起看一下头发结构的示意图，来体会一下它的"复杂"。

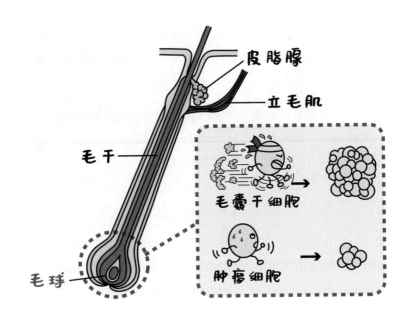

让我们来简单地介绍一下这8层结构，其中最重要的结构是毛囊。

毛囊埋藏在真皮中，像一个倒转的葡萄酒瓶，中间有洋葱样的结构，一层一层又一层的，保证了毛发的生长。在毛囊中，有制造毛发的工厂，我们叫它"毛球"。毛发处在生长期的时候，毛球的生长速度、细胞的分裂速度超级快，甚至远远超过许多恶性肿瘤细胞的分裂速度。

有三种，分别为毳（读音：cuì）毛、毫毛、终毛。他们的毛囊结构大同小异，都像上面头发结构那样。

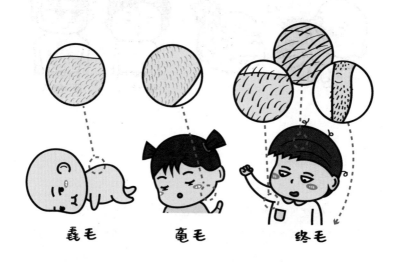

毳毛　　　　　毫毛　　　　　　终毛

毳毛，是在胎儿和小婴儿身上的毛，在出生后几周就脱落了。
毫毛，短而无色，比如咱们脸上的那些细小的毛，就是毫毛。
终毛，粗而黑的毛，比如头发、腋毛、腿毛之类的。

我们全身有多少个毛囊

大概有5百万个！其中大部分都是毫毛的毛囊。而头皮上的毛囊数量大约是10万个。也就是说，我们大概有10万根头发！这些毛囊的分布与年龄、人种、部位都有关系。

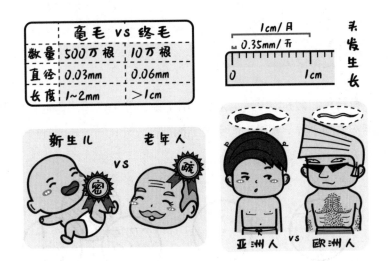

　　新生儿的毛发密度最大，到了老年，毛发密度也就是新生儿的1/3。

　　亚洲人相比欧洲人来讲，毛发密度要少很多。而在整个人身体上来说，面部和前额的毛发密度最大。此处请不要惊慌。是的，我们并没有像猴儿一样满脸毛儿啊。那是因为，毛发密度不仅包括了终毛的密度，还包括了毫毛的密度。

毛发有多长、有多粗

　　毫毛的直径＜0.03mm，长度1~2mm；终毛的直径＞0.06mm，长度1~50cm或者更长。亚洲人的毛发是圆形的，而欧洲人的是椭圆形的，咱们的毛发相对来说要粗于他们。

我们的头发每天差不多生长0.35mm，每个月差不多能长1cm。所以，看看自己头发长长了多少，就能判断自己多久没有剪头发了。

头发的生长可以用一个词完美概括，那就是三天打鱼两天晒网。一根头发，是长长、停停、落落，每根头发都按照"时钟"来生长。全部毛发的生长，就是此起彼伏的。

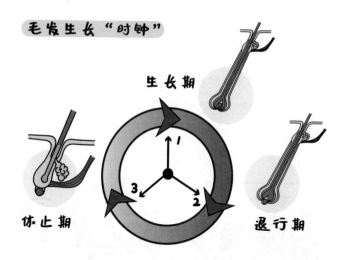

毛发生长"时钟"

生长期

休止期

退行期

描述毛发生长时期的几个专业词汇，叫作生长期、退行期和休止期。它们在生长期生长，长到一定程度就不再生长得那么旺盛了（退行期），然后毛囊慢慢萎缩（休止期），等待新的毛球再次生长出来。头发的生长期为2~6年，退行期为2~3周，休止期为3个月。胡须的生长期为4~14周；手臂上的毛发生长期为6~12周；腿毛的生长期为19~26周；面部细小毛发的生长期为6~12周。可以看出来，我们全身上下，不同种类的毛发，生长的时长也是很不一样的。

我们在这里说的，好像头发的生长是一件挺简单的事情，但其实，这是一个相当复杂的过程。科学家们对头发生长"时钟"的研究一直在进行。在头发生长的过程中，很多物质的出现或者消失，对它都有影响。而要把这些事情都搞清楚，可是一件特别不容易的事情呢！

现在，大家对头发、毛发有了初步的了解，但是我相信，当自己的宝宝头发出现了问题的时候，大家还是会感到慌张。

后脑勺头发掉光了，是不是缺钙

发生这种问题的，多是2~3个月大的宝宝。常常可以看到它们后脑勺有个边缘相对整齐的脱发痕迹。

这个时期的宝宝，比刚出生时活跃了一些，可以自己转头了。

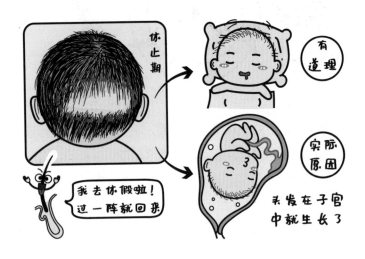

有些人认为，造成这种脱发的原因，是宝宝的头和枕头、床反复摩擦的结果。这种观点，有一定的道理。不过真正的原因是，到了这个时期，宝宝身上的毛发会开始自行脱落。宝宝其实在妈妈肚子里的时候，头发就开始生长了，在出生后的两三个月，头发处于休止期。而摩擦掉的，正是这些休止期的头发。这是一个正常的过程，不需要任何干预，之后头发自然会正常地长出来。

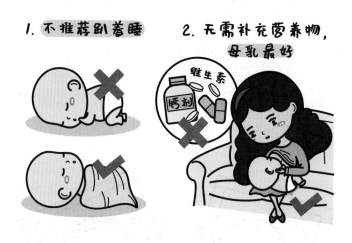

1. 不推荐趴着睡　　2. 无需补充营养物，母乳最好

维生素

钙剂

让人担心的是，有的家长以为这都是平躺之后，头部和枕头、床单摩擦导致的，于是，让平躺的宝宝趴着睡。有人专门做过研究，趴着睡和躺着睡，在这个时期，脱发的概率没差别。既然是这样，还是让娃正常的睡觉吧。万一姿势没摆好，睡不好，或者憋着气，多危险！

还有一些家长，一看宝宝掉头发了，立刻觉得肯定是孩子缺营养了。于是，迅速开启买买买模式，开始选购维生素、钙剂之类的。这也是完全没必要的。2~3个月的宝宝，最好的食物就是母乳。淡定地让宝宝平静地脱发，再平静地长出头发来，才是最好的选择。

宝宝头发少，刮刮就变浓吗

这个传说，我从小听到大。原本完全没有放在心上，直到真的遇到一位小患者，为了让孩子头发变浓密，他的爸妈使劲儿给孩子刮头皮，导致一小块儿头皮被刮掉，再也长不出头发了。

有很多小宝宝出生时头发就非常浓密，有些则是稀里咣当的。其实这和以后孩子的头发是多是少，没有太大的关系。头发、指甲、皮肤，跟人一样，随着年龄的增长会强壮，也会随着年纪的增长而老化。想让一个小婴儿的头发浓密，只需要多一些耐心。耐心也不用特别长，3~4年就行了。到了孩子3~4岁，拿出照片对比一下，一定会收获很多欣慰。

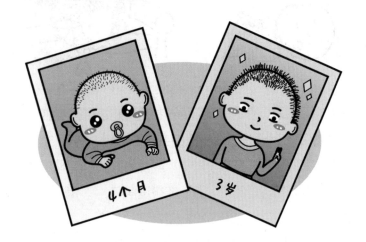

我们前面介绍了，毛发的生长靠毛囊中的毛球，毛囊是深埋在皮肤中的。那么想想，只是对露在皮肤表面的毛发剪剪刮刮，完全影响不到毛囊，当然没有任何可能改变头发的生长了！不过，拔掉毛发，确实是有促进毛发生长的可能哟！但是，要在毛发生长的特定时期拔掉它，才有促进它长出来的作用。想想一脑袋10万根头发，每根所处的生长时期都不一样，是不是很难下手？所以，不如放弃，静观其变吧！

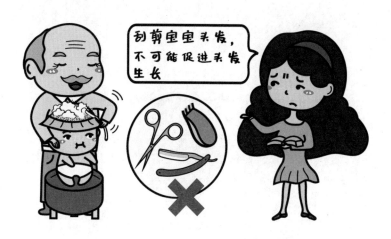

刮剪宝宝头发，不可能促进头发生长

再次强调，使劲、反复刮掉小宝宝的头发，对让头发变浓密没有任何帮助。一不小心，把头皮刮伤，非常容易导致瘢痕的出现。那么出现瘢痕的那一个区域，就真的长不出头发来了。奉劝年轻的爸爸妈妈拿出我们这本"护理宝典"，给还对这个传说笃信不疑的老人们耐心讲解。希望我们再也不要看到头皮被刮的血淋淋的小宝宝了。

孩子忽然全身起大包该怎么办

时常有孩子的家长收到老师的通知，"孩子忽然间起了一脸、一身的大包，快带去医院看看吧！"哪怕是这些"大包"才仅仅出现了一两个小时，家长们都会急得不得了。这些"大包"来得快，去得也快，很让人紧张，又很容易被忽视。这就是我们所说的急性荨麻疹。

急性荨麻疹的表现

风团以及血管性水肿，都是荨麻疹的表现。它们可以一起出现，也可以分别出现。二者的区别在于：水肿的层次不同。风团为浅表真皮肿胀，而血管性水肿为真皮深层及皮下组织肿胀。在急性荨麻疹的过程中，除了皮肤会肿，呼吸道、消化道等也会出现肿胀。所以对于急性荨麻疹的患者来说，除了关注其严重的风团、血管性水肿（比如眼睛肿、嘴唇肿、手指肿、外生殖器肿）之外，呼吸道反应（呼吸困难）、消化道症状（恶心、呕吐、腹痛、腹泻等）

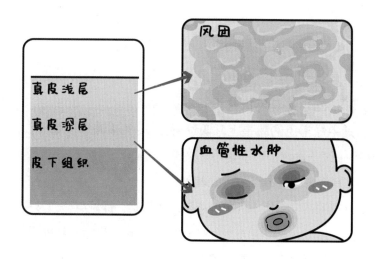

也不容忽视。有时，皮肤表现很轻，但呼吸道、消化道症状明显，比如出现窒息、休克，也是有可能的。

仅仅出现皮肤症状的急性荨麻疹，哪怕是"肿得睁不开眼"或者全身大片风团、十分瘙痒，都不会比伴随呼吸道和消化道症状的急性荨麻疹严重。所以，当排除呼吸道、消化道受到影响之后，即便皮肤表现相对严重一些，也不用特别着急。

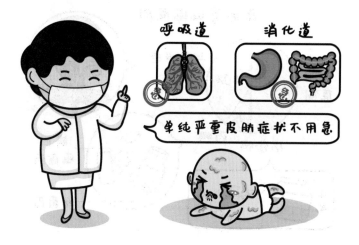

什么会引发急性荨麻疹

50%的急性荨麻疹并没有什么明确的原因；40%来源于感染，其中最常见的就是上呼吸道感染；9%来源于药物；仅仅有1%是来源于食物。对于婴幼儿来说，感染、食物以及药物的因素占据了其患急性荨麻疹原因的40%。

常见的感染包括上呼吸道感染、中耳炎、尿路感染以及一些病毒感染。所以，当小朋友忽然在皮肤上出现风团来就诊的时候，我们首先会问"最近，感冒了没有呀？""有没有嗓子疼呀？""有没有拉肚子啊？"多半都能得到肯定的答复。

常见的由食物引起的急性荨麻疹，发作的时间会十分迅速。一般在食用过后数分钟至2小时内就会出现症状。对小婴儿来说最常见的引发荨麻疹的食物是牛奶，而不是坚果、海鲜、浆果、谷物。而对大一些的小朋友来说，最常引发荨麻疹的食物是海

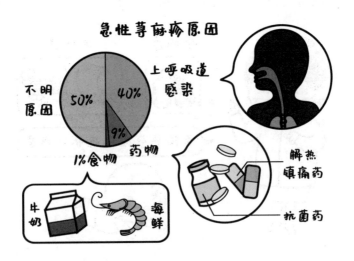

鲜，尤其是大虾。这就是我们所谓的"吃东西过敏"。吃完某个东西，过不了多久，风团就出现了，开始感觉瘙痒，或者眼睛、嘴甚至手背开始肿了，一些严重的还会表现为呼吸困难、上吐下泻。

药物因素并不是非常重要。对婴幼儿、儿童来说，最常见的引发荨麻疹的药物是各类抗菌药物（如青霉素）以及解热镇痛药（如各种退热药、止疼药）。有一些研究也表示，可能并不是对药物直接产生的过敏反应导致了荨麻疹，而是对药物的赋形剂或者防腐剂产生了过敏反应。如果有过上述药物的使用史，也可以参考。

除了这些较为明确的原因之外，其实有50%急性荨麻疹的发生原因，是谁都说不清楚的。这种情况下，就别再纠结了，先缓解症状，再慢慢思考。也许是没有发现、没有意识到的上面那些明确的原因，也许真的没有特别的原因，那么在今后的生活中，继续留心就好。

出现急性荨麻疹了该怎么办

仅仅有皮肤表现（风团+血管性水肿）的急性荨麻疹，其实对人的影响还好。虽然很痒、看上去有些恐怖，但并不会太难受，有些小朋友甚至完全没有感觉。这种情况下，观察就好。不过如果是学龄儿童，可能就会被老师请家长了。或者，家长看着孩子满身大包，也会很着急。那么这个时候，至少应该连续吃上1周的抗过敏药物，是最好的解决方法。

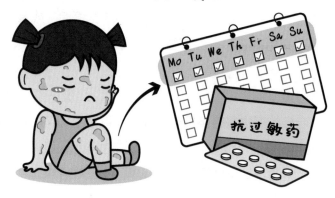

仅有皮肤表现

呼吸道症状（就是喘不上来气、憋闷）经常与皮肤症状相伴，其次是消化道症状（恶心、呕吐、腹痛、腹泻）。这些症状同时出现，无论对成人还是小朋友来说，都是相当痛苦的，也有一定危险。出现这样的情况，就不要排队看皮肤科了，直接去急诊挂号就好。

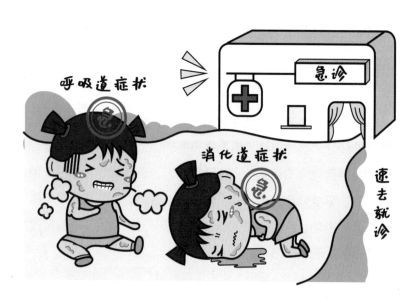

要吃药

通常情况下，需要拿出抗过敏药来吃上一片了。抗过敏药物有很多，根据患者的年龄大小、肝肾功能、心脏功能的情况，交给医生来决定。

要打针

如果情况特别紧急，甚至到了危及生命的时候，是要打针的。此时肾上腺素是首选。如果是伴随不那么危急的呼吸道症状或者消化道症状，肌内注射激素也是有效的，或给予激素药片口服。对小朋友来说，剂量是需要根据体重来进行计算的。大家完全不用担心激素的副作用。它的作用是帮助抗过敏药物控制荨麻疹的症状，令人尽快恢复舒适的生活状态，使用时间是非常短暂的。

用药多久才能停

80%新发的荨麻疹可以在2周之内自行缓解；95%新发的荨麻

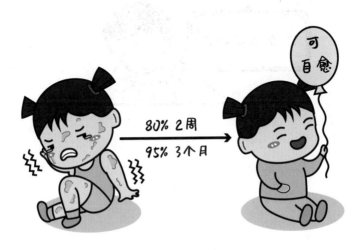

疹可以在3个月之内自行缓解。大多数的急性荨麻疹，都是可以自愈的。所以难怪各大指南上，对急性荨麻疹的治疗都是草草带过，没有明确的指示。

但是，大多数急性荨麻疹并不是吃一次抗过敏药就能立刻恢复正常的，无论是抗过敏药还是激素，通常建议口服尽量在7天左右。对于有严重呼吸道和消化道症状的急性荨麻疹患者，最好可以吃10天抗过敏药物，但是口服激素药最多不要使用超过10天。

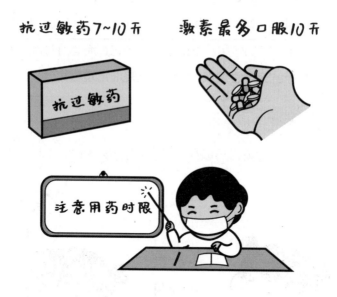

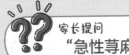

家长提问
"急性荨麻疹会不会变成慢性荨麻疹？"

确实是有这种可能的。一般病程超过6周，就不能叫急性荨麻疹了。如果没能及时控制，或者是有更复杂的原因影响，急性荨麻疹一直没有痊愈，就会变成慢性荨麻疹。

家长提问
"找不到病因的急性荨麻疹，是不是就好不了了？"

能找到病因的也就50%，但80%的急性荨麻疹都会在2周内痊愈。所以，哪怕只是根据这些统计数字，我们也能推断出，即使找不到原因，也不耽误急性荨麻疹痊愈。

当孩子出现了急性荨麻疹，家长们不用太过焦虑，认真观察，对症治疗就好。

家长提问
"找不到原因，以后会不会再发病啊？"

其实，即使是能找到明确的原因，以后也很有可能再发病的，放宽心很重要。

"得过一次急性荨麻疹，以后还会再得吗？该如何预防呢？"

很有可能以后还会再次出现急性荨麻疹。其实没有什么太好的预防方法，但是我相信，认真锻炼身体、保证均衡饮食，让孩子的身体状态一直很强健，急性荨麻疹出现的可能就会减少。

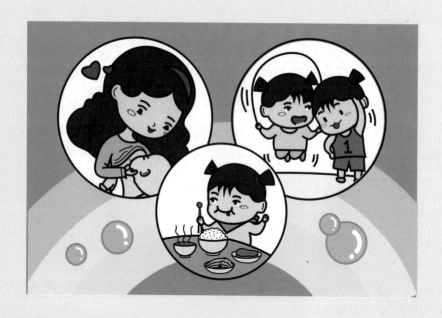

宝宝很可爱，亲亲需谨慎

有这么一件事，我记忆犹新：那时我还是一个刚刚成为住院医的小大夫，有一次，一个住院的老奶奶，嘴上长了一堆小疱，来问我是怎么回事儿。我连思考都没有思考，就告诉她，这是"上火长的泡"。后来学了皮肤科，我才知道，这种特别常见的问题，并不是因为"上火"，而是有专门的名字，叫作"单纯疱疹"。导致单纯疱疹发生的，是单纯疱疹病毒。

有一阵，网上到处都能看到这样的文章，"又一个小宝宝被亲死了"。文中列举了一些小婴儿感染单纯疱疹病毒之后危及生命的事例。读过之后，让人脊背发凉。但这并不是危言耸听。虽然单纯疱疹病毒是非常常见的病毒，我们成年人感染之后的表现常常很轻，但对于刚刚来到这个世界的小婴儿来说，感染了单纯疱疹病毒真的会有致命的危险。

我们成年人的单纯疱疹很典型的表现是在嘴唇与皮肤交界的地方出现一小片红斑，在这一小片红斑上面出现疼痛的、火辣辣的、一堆堆的小水疱。这些小水疱经过几天时间，变成小脓疱。再过几天，脓疱破了形成小溃疡。直至结痂，痂脱落，痊愈。整个过程大约持续2周。除了口唇黏膜之外，齿龈、颊黏膜、咽喉黏膜、口周皮肤、鼻黏膜也都是单纯疱疹好发的部位。很多人被它的反复发作所困扰，因为多长在面部，影响形象是一方面，疼痛不适的感觉也令人厌烦。

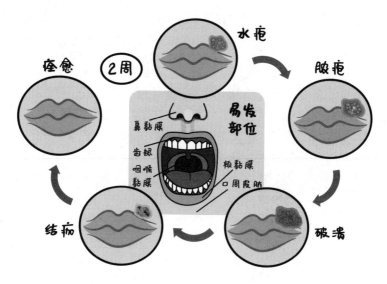

但是如果小婴儿得了单纯疱疹会怎么样呢？

除了局部出现水疱之外，还有一些更严重的会遍布全身，甚至出现大疱、发热、危及生命。

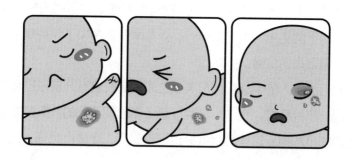

单纯疱疹病毒有什么特点

单纯疱疹病毒分为1型和2型。无论对于成人还是小婴儿，导致单纯疱疹出现的病毒，都是1型单纯疱疹病毒。

1型单纯疱疹病毒（HSV-1）主要通过口对口接触传播，造成口腔疱疹，主要表现为"口唇疱疹"的症状，但也可以引起生殖器疱疹。它的感染会延续终生。全球30～40岁的人群大约有90%体内存有HSV-1抗体。说明有这么多人，都曾经感染过1型单纯疱疹病毒。

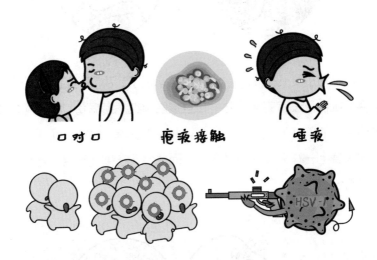

口对口　　　疱疹接触　　　唾液

大家一定很好奇，我们是什么时候感染的？为什么都没有症状？这是因为，通常1型单纯疱疹病毒在感染的皮肤及黏膜上复制，通过神经转运到神经节，然后它一直潜伏着，一旦身体出现累了、感冒了、情绪低落了、休息不好了、太紧张了等情况，也就是我们"虚弱"的时候，它就会被激活，表现为皮肤上（比如最常见在嘴唇上）的小水疱。

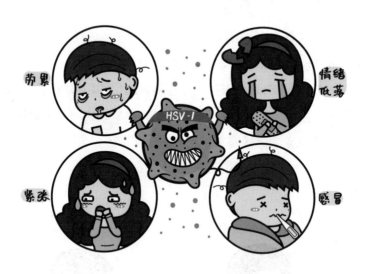

但是对小婴儿来说，就没有那么幸运了。小婴儿的皮肤脆弱，免疫系统也还没有完全成熟，一旦接触单纯疱疹病毒，就有可能引发播散性的单纯疱疹。发生在小婴儿身上的单纯疱疹，可不像发生在成人身上一样只局限在嘴唇上，而是会遍布婴儿全身，甚至影响神经系统。

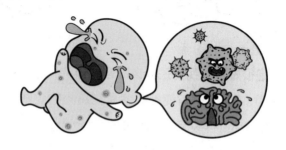

如何预防宝宝感染

1型疱疹病毒的传播主要是靠接触。这种病毒的传播发生在有病毒排出的有症状期及无症状期，通过直接接触被污染的唾液或者疱液而传播。当出现水疱时，传染性最强。

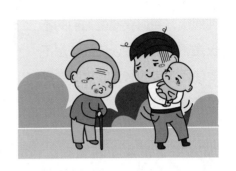

在临床上，我们经常可以看到带着宝宝来看病的家长之中，有一位嘴唇上还顶着脓疱。所以为了我们宝宝的健康，如果发现家里谁的嘴唇上"起了疱"，一定注意，要坚决拒绝他们的"亲亲"。

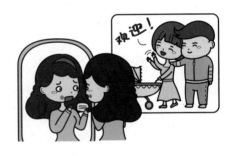

小婴儿都是惹人喜爱的，但是作为成年人，我们自己要注意，对再可爱的小婴儿，也不要主动地去亲吻。如果我们是小婴儿的家人，有朋友来探望的时候，也要友好、礼貌地尽量避免让宝宝"接受亲吻"。

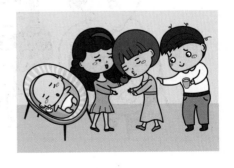

除此之外，我们还应该注意避免宝宝与他人"共享"食物。如果家长、保姆出现了单纯疱疹，我们要提醒他们的不仅是不要亲宝宝，还要注意不要使用宝宝的餐具，更不要嚼过食物喂给宝宝。

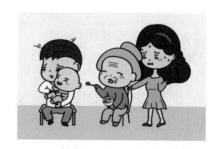

万一宝宝得了单纯疱疹怎么办

宝宝得了单纯疱疹与成年人的表现很不一样，家长们很难自己诊断。而且，我们前面介绍了，宝宝得单纯疱疹的同时可能还会出现其他的问题，比如高热、肺炎、脑炎等。

所以如果小宝宝出现了不明原因的水疱、脓疱，疼痛甚至同时伴有发热，家长们切记不可以自己强行将水疱挤破，一定要到皮肤科就诊，明确诊断，正规治疗。

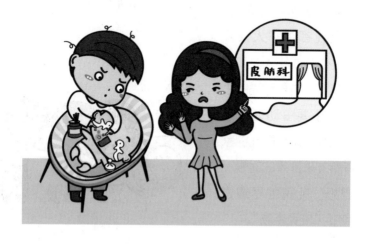

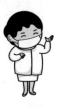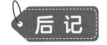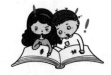

皮肤的问题原本不怎么被大家关注。但是随着生活水平的提高，大家对健康的关注度以及对美的追求也随之提高，皮肤问题越来越受到关注。皮肤是人身体状态的一面镜子。作为家长，我们从孩子很小的时候，就能关注孩子的皮肤问题，并用适当的方法来呵护孩子的肌肤，以平和的心态应对孩子皮肤、毛发、指甲的各种变化，那么我相信，我们获得的不仅仅是孩子拥有健康肌肤这么简单的结果，通过这个过程我们还可以了解孩子的成长、了解孩子的健康状态，同时因为我们学习了一些医学常识，在应对疾病的时候，就不会再像从前一样紧张无助了。

本书中为您介绍的这些内容，都是新生儿、婴幼儿最常出现的皮肤问题或者皮肤疾病，是新手爸妈们疑惑最多的问题。为了保证内容的科学性和严谨性，我在书写的过程中参考了《Dermatology》（Jean L. Bolognia, Joseph L. Jorizzo, Julie V. Schaffer, 2012）、《Rook―s textbook of dermatology》（Tony Burns, Stephen Breathnach, Neil Cox, Christopher Griffiths, 2010）、《Hurwitz Clinical Pediatric Dermatology》（Amy S. Paller, Anthony J. Mancini, 2016）、《儿童皮肤病学》（马琳，2014）等皮肤病学的经典专著及最新的科研文献。如果有对皮肤病学感兴趣的读者们，可以查阅以上书籍了解更多相关内容。

当您读到这里时，就到了这本书真正的结尾了。这些关于新生儿、婴幼儿最常见皮肤问题的护理方法，不知道是否对您有所帮助？是不是还有一些意犹未尽的感觉？期待着未来，如果还有机会，我会尽可能多地为大家介绍关于皮肤的有趣表现以及皮肤疾病的护理与治疗。最后，十分感谢您选择了我的书，如果您愿意和我分享您的读后心得，或者和我聊聊您关心的关于儿童皮肤的其他问题，可以扫描下面的二维码，留下您想对我说的话。

翟瑞洁

2019年11月

《图解新生儿 婴幼儿皮肤护理》
读者建议